Vivian Broughton

Zurück in mein Ich

8
9,99

W0314260

Vivian Broughton

Zurück in mein Ich

Das kleine Handbuch zur Traumaheilung

Mit einem Nachwort
von Franz Ruppert

Aus dem Englischen
von Karin Petersen

Kösel

Sollte diese Publikation Links auf Webseiten Dritter enthalten, so übernehmen wir für deren Inhalte keine Haftung, da wir uns diese nicht zu eigen machen, sondern lediglich auf deren Stand zum Zeitpunkt der Erstveröffentlichung verweisen.

FSC
www.fsc.org
MIX
Papier aus verantwortungsvollen Quellen
FSC® C083411

Verlagsgruppe Random House FSC® N001967

Die Originalausgabe erschien unter dem Titel »Becoming your true self: a handbook for the journey from trauma to healthy autonomy« (revised edition) bei Green Balloon Publishing, Steyning, Großbritannien.

© 2014 Green Balloon Publishing, Steyning, BN44 3GF, UK
For the German language translation: © 2014 Vivian Broughton

3. Auflage
Copyright © 2016 Kösel-Verlag, München, in der Verlagsgruppe Random House GmbH, Neumarkter Str. 28, 81673 München
Umschlag: Weiss Werkstatt, München
Lektorat: Cordula Hubert, Olching
Illustrationen: Karen McMillan, London
Druck und Bindung: CPI books GmbH, Leck
Satz und Herstellung: René Fink, München
Printed in Germany
ISBN 978-3-466-34633-2
www.koesel.de

Dieses Buch ist auch als E-Book erhältlich.

**Heilung heißt nicht,
dass die Verletzung nie existierte,
sondern dass die Verletzung
nicht mehr Ihr Leben bestimmt.**

Verfasser unbekannt

Inhalt

Willkommen!

Vielleicht kommt es Ihnen merkwürdig vor, dass ein Buch zum Thema Trauma mit einem Willkommensgruß beginnt. Aber ich möchte, dass dieses Buch einladend ist, gerade *weil* es davon handelt, wie wir ein Trauma verarbeiten und wieder zu einem gesunden, eigenständigen menschlichen Wesen werden können, das imstande ist, gesunde, liebevolle Beziehungen zu führen.

Ich glaube, Trauma ist eines der Themen, die unser Leben beherrschen, ohne dass wir es wissen, und ich glaube, dass es uns alle individuell, sozial und global betrifft. Sind wir traumatisiert, behindert uns das nachhaltig in unserer Fähigkeit, uns zu autonomen und selbstverantwortlichen menschlichen Wesen zu entwickeln und als solche konstruktive und erfüllte Beziehungen zu gestalten.

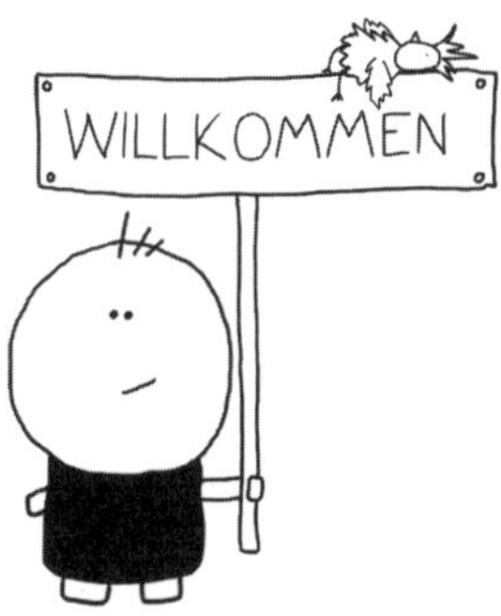

Aber niemand kann einen anderen Menschen »heilen«, wir müssen also mit dem Individuum beginnen – mit Ihnen und mir. Dieses Buch ist eine Einladung an Sie, aus einer anderen Perspektive über sich selbst nachzudenken, der Perspektive von Autonomie und der Perspektive von frühen Traumata sowie der mehrgenerationalen Auswirkungen, die frühere Traumata in Ihrer Familie auf Sie haben.

Dieses Buch nimmt Sie mit auf eine Reise in Ihr frühes Ich, von Ihrer Zeugung durch die Zeit der Reifung im Mutterleib bis zur Geburt und in die Kleinkindzeit. Wir unternehmen diese Reise, um zu verstehen, welche Auswirkungen Traumatisierungen auf Ihre Eltern und infolgedessen auch auf Sie haben. Wir schauen uns auch an, was es heißt, ein gesunder, autonomer Erwachsener zu sein, wie traumatische Ereignisse und »Erblasten« diesen Zustand möglicherweise unterlaufen und was Sie dagegen unternehmen können.

Wenn Sie hier angekommen sind, haben Sie bereits einen ersten Schritt getan, und ich heiße Sie zu dieser Reise willkommen. Ich hoffe, dass das, was Sie hier lesen, Ihnen Einsichten in Ihre Erfahrungen vermittelt und Ihnen Mut macht, weitere Schritte auf diesem Weg zu unternehmen.

Ein Trauma zu verarbeiten ist ein schrittweiser Prozess, den wir nicht beschleunigen können. Nur Sie wissen, wozu Sie in einem gegebenen Moment bereit sind. Diese Reise führt zu der Beziehung, die Sie zu sich selbst als der wichtigsten Person in Ihrem Leben haben, und Sie lernen sich auf dieser Reise als den Menschen kennen, der Sie wirklich sind. Traumata können unter anderem dazu führen, dass wir Illusionen nachhängen, um die traumatischen Realitäten zu vermeiden.

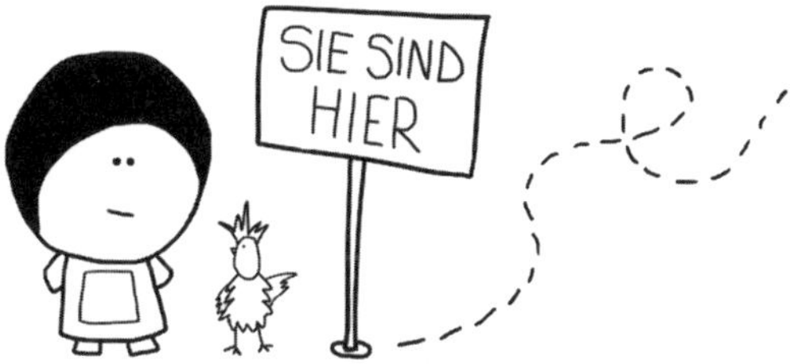

Bei der Beschäftigung mit einem Trauma ist es jedoch unumgänglich, der Wahrheit und der Realität so zu begegnen, wie sie wirklich sind.

Zunächst einmal müssen wir zwei Probleme aus dem Weg räumen:

1. Viele von uns wissen nicht, dass sie ein Trauma erlitten haben oder dass frühere Traumata in ihrer Familie Auswirkungen auf sie haben können.
2. Selbst wenn wir wissen, dass wir ein Trauma erlitten haben, können wir meistens nicht so leicht in Erfahrung bringen, welche Folgen das tatsächlich für uns hat und wie wir damit umgehen sollen.

Das ist so, weil unsere Reaktion auf ein Traumaerlebnis darin besteht, dass wir diese Erfahrung und die damit verbundenen Gefühle und damit auch uns selbst vermeiden. Tatsächlich ist diese Vermeidung erlebter Traumata eine sinnvolle Strategie, die wir Menschen im Laufe vieler Jahrtausende entwickelt haben, um traumatische Situationen zu überleben. Wie machen wir das? Indem wir uns selbst von der Erfahrung dissoziieren, diese von unserem bewussten Denken abspalten und in die Tiefen unseres Unbewussten verbannen.

Die Tatsache unserer psychischen Dissoziation angesichts eines Traumas ist seit über 150 Jahren bekannt.* Unser Trauma zu vermeiden heißt jedoch, dass es uns weiter gefangen hält. Aus unserem Unbewussten heraus übt das verdrängte Trauma seinen Einfluss auf uns aus, was dazu führt, dass wir uns und unser Leben nicht selbst bestimmen, sondern zunehmend das Gefühl haben, dass es uns entgleitet. Das Paradoxon eines Traumas ist, dass genau die Mittel, mit denen wir es zum Zeitpunkt seines Geschehens überleben, uns in der weiteren Folge in unserem Leben behindern. Diese Überlebensmechanismen wirken sich störend aus, wenn es darum geht, unsere Ziele zu erreichen, gute Beziehungen mit anderen Menschen zu führen, glücklich, zuversichtlich, produktiv zu sein, klare Entscheidungen zu treffen, Liebe zu empfinden und uns geliebt zu fühlen.

Aus den Verheerungen des traumatischen Ereignisses geht ein neues Selbst hervor, das »Überlebens-Ich«, und mit der Zeit halten wir dieses Überlebens-Ich irrtümlicherweise für die Person, die wir tatsächlich sind. Dieses »Überlebens-Ich« zu verstehen ist ein wichtiger Schritt auf dem Weg, zu entdecken, wer wir wirklich sind, bevor wir unser gesundes Potenzial entwickeln und unsere unbewussten Traumata bearbeiten können.

---

* Die Studenten von Jean-Martin Charcot am Nervenkrankenhaus Hôpital de la Salpêtrière in Paris, zu denen auch Sigmund Freud gehörte, untersuchten seit der Mitte des 19. Jahrhunderts die Dissoziation als eine Reaktion auf traumatische Situationen.

Wenn wir etwas verstehen, vermittelt uns das ein Gefühl von Kontrolle und Selbstbestimmung. Wenn wir verstehen, welche Ereignisse uns traumatisieren können, wie sich das auf uns auswirkt und wie sich diese Auswirkungen weiterentwickeln, fühlen wir uns weniger eingeschüchtert und sind besser in der Lage, sinnvoll zu denken und zu handeln. Doch die bloße Lektüre dieses Buches wird Sie von den Folgen Ihrer Traumata nicht befreien. Ich gehe davon aus, dass wir die abgespaltenen Emotionen nicht allein integrieren und unser gesundes Ich nicht ohne fremde Hilfe wieder zurückbekommen können, sondern nur mit Unterstützung einer Therapeutin oder eines Therapeuten, die Trauma aus dieser Perspektive verstehen. Das ist deswegen so, *weil* unsere instinktive Reaktion auf ein Trauma darin besteht, es zu vermeiden und als eine Realität für uns nicht anzuerkennen. Der Überlebens-Anteil unseres Selbst verlangt von uns, dass wir so vorgehen, und setzt sich damit beharrlich über unseren gesunden Wunsch hinweg, uns selbst zu heilen.

Sie *können* jedoch viel unternehmen, um sich bei Ihrer Reise zu unterstützen, und ich hoffe, dass Ihnen dieses Buch dabei hilft. Sollten Sie mit einer Therapeutin arbeiten, die ein Trauma so versteht, wie ich es hier vermittele, hoffe ich, dass der Inhalt dieses Buches auf dieser Reise eine kontinuierliche Quelle der Hilfe und Bestärkung für Sie ist. Wenn Sie nicht in einer solchen Therapie an sich arbeiten, vermittelt Ihnen dieses Buch vielleicht die Zuversicht und Klarheit, die Sie brauchen, um den Entschluss zu fassen, sich entsprechende therapeutische Hilfe zu suchen.

Sie müssen dieses Buch nicht auf einmal durchlesen. Vielleicht entspricht Ihnen das, vielleicht aber auch nicht. Vertrauen Sie ganz sich selbst, denn letzten Endes sind Sie der Mensch, der weiß, was für Sie im Moment das Beste ist. Und denken Sie daran, weniger ist mehr. Wenn Sie beim Lesen an einen Punkt gelangen, wo Sie lieber etwas anderes tun möchten, nur zu. Das kann ein Zeichen dafür sein, dass Sie für den Augenblick erst einmal genug haben.

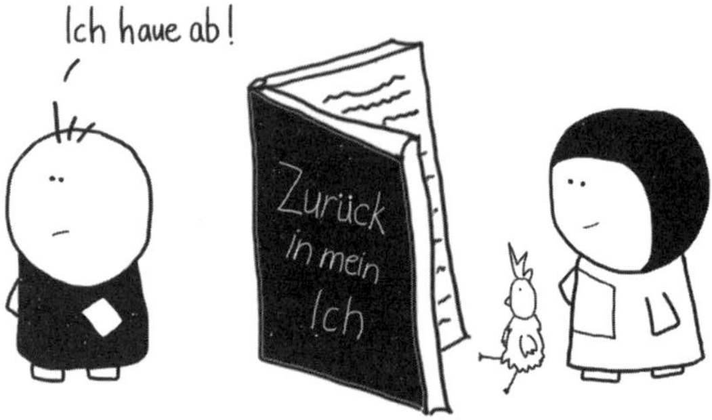

Vorwort
zur deutschen Fassung

Die Konzepte in diesem Buch hat Franz Ruppert entwickelt. Er ist Professor für Psychologie an der Katholischen Stiftungsfachhochschule München und approbierter psychologischer Psychotherapeut. Rupperts Arbeit bezieht sich auf die Überlegungen vieler Therapeuten und Forscher zu den Themen Bindung und Trauma, doch das Modell, das aus seiner Arbeit hervorging, ist neu. Den theoretischen Rahmen, den er entwickelte, bezeichnet er als »mehrgenerationale Psychotraumatologie«.

Die vorliegende Ausgabe meines Buches beinhaltet die jüngsten Entwicklungen von Professor Rupperts Arbeit und damit seine aktuellen theoretischen und praktischen Überlegungen. Dazu gehören auch Informationen über »Frühe Traumata«, also die traumatischen Erlebnisse, die einem Kind prä-, peri- und postnatal widerfahren können, und die von Ruppert weiterentwickelten Gedanken über das Symbiosetrauma als »Trauma der Liebe« und des Liebens, das weitreichende Auswirkungen auf unsere Fähigkeit hat, in unserem Leben gesunde Beziehungen zu gestalten. Ich habe einen Abschnitt eingefügt, in dem ich erläutere, wie gesunde Beziehungen und deren Dynamik aussehen. Außerdem finden Sie hier aktuelle Informationen über die Methode, die wir für die Arbeit mit Traumata anwenden, die »Aufstellung des Anliegensatzes«.

Dieses Buch wendet sich an alle Menschen, die ihr eigenes Trauma erforschen möchten, um einen Weg zu finden, wieder (ganz) heil zu werden. Auch wenn es für Psychotherapeuten und professionelle Berater mit Sicherheit von Interesse ist, kann es eine Weiterbildung zu Trauma, Bindung und zur Methode des Aufstellens nicht ersetzen. Zur vertieften Lektüre empfehle ich Franz Rupperts Bücher sowie mein Buch *The Heart of Things. Understanding trauma – working with constellations*.

Die Methode der Aufstellung geht unter der Bezeichnung »Familienaufstellung« ursprünglich auf den deutschen Theologen und Philosophen Bert Hellinger zurück. Die Form der Aufstellungsarbeit, die in Verbindung mit Rupperts Theorie der mehrgenerationalen Psychotraumatologie als »Aufstellung des Anliegensatzes« Anwendung findet, hat Professor Ruppert entwickelt.

Mein Dank geht an Pam Smallwood, Julia Vaughan Smith, Kate Standeven und Em Sawday, die das Manuskript lasen und mich von ihren Gedanken und Vorschlägen profitieren ließen, und an Göksel Karabayir und Bizden Titiz für die Idee zu diesem Buch.

Die Hintergrundarbeit, die in einen schmalen Band wie diesen einfließt, ist beträchtlich: Ich danke John Mitchell, meinem Verleger von Green Balloon Publishing, und Miles, Rachel und Adrian von The Choir Press für ihre sorgfältige technische Arbeit und Unterstützung.

Danken möchte ich auch Karen McMillan für ihre wunderschönen Zeichnungen zur Illustration des Textes.

Für die deutsche Ausgabe bedanke ich mich beim Team des Kösel-Verlags, namentlich bei Usha Swamy und Gerhard Plachta.

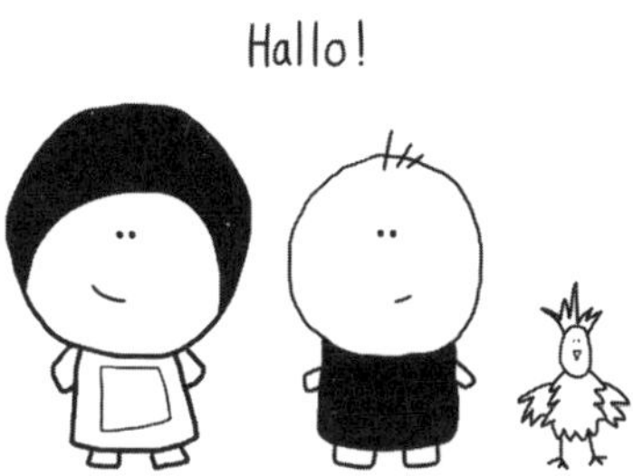

Ich widme dieses Buch den vielen Menschen, die mir und meiner Arbeit vertraut haben und weiterhin vertrauen. Von ihnen habe ich am meisten gelernt, ohne dass sie wissen können, wie sehr ihr Leben und ihre Geschichten mich berührt haben und weiterhin berühren.

Warum sich Gedanken machen?

Diese Frage kann man je nach Lebenssituation auf verschiedene Art und Weise beantworten. Die einen bewältigen ihr Leben ziemlich gut, und das ist ihnen genug, obwohl sie merken, dass sie an Grenzen stoßen. Sie glauben, dass die Einschränkungen, die sie erleben (wie zum Beispiel, dass sie im Beruf nicht so erfolgreich sind, wie sie es gern wären, oder sich in ihren Partnerschaften nicht wohl fühlen), einfach zum Leben dazugehören. Sie halten das für normal und glauben, dass es an dieser Tatsache nichts zu rütteln gibt.

Andere stellen fest, dass es ihnen immer schwerer fällt, ihr Leben gut zu leben. Ihre Situation verschlechtert sich zunehmend, eines nach dem anderen gerät allmählich außer Kontrolle. Beziehungen klappen nicht mehr, sie fühlen sich ständig enttäuscht und werden immer unzufriedener. Einen Zustand von Glück und Entspannung kennen sie nicht, und sie vermögen es nicht, ihr Potenzial zu verwirklichen.

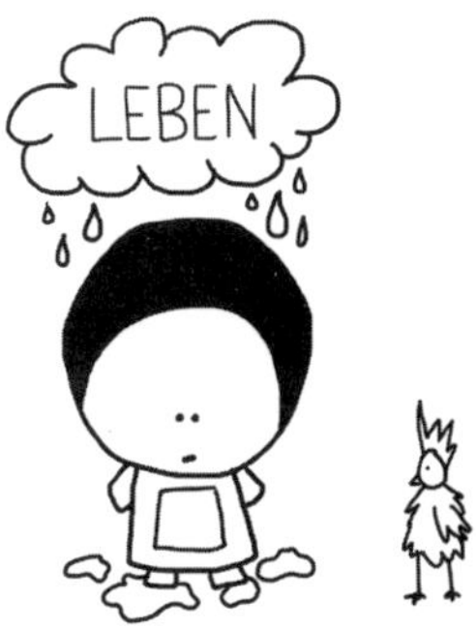

Dieses Lebensgefühl ist übrigens sehr verbreitet, und die meisten von uns können sich am einen oder anderen Punkt unseres Lebens damit identifizieren.

Wieder andere Menschen müssen feststellen, dass ihr Leben ihnen auf bedrohliche Weise entgleitet. Sie befinden sich in einer Abwärtsspirale von selbstzerstörerischem Verhalten und ihr Leben wird immer chaotischer, bis es schließlich völlig aus dem Ruder läuft. Sie fühlen sich als Opfer statt als Autorin oder Autor ihres Lebens.

Für die erste Gruppe von Menschen lautet meine Antwort auf die Frage »Warum sich Gedanken machen?«: Warum nicht? Warum nicht schauen, ob sich an diesen Einschränkungen, wenn ihre Ursachen erforscht werden, etwas ändern ließe?

Der zweiten Gruppe würde ich antworten, dass Sie in gewisser Weise keine Wahl haben. Sie müssen etwas unternehmen, weil die Lage sich sonst für Sie wahrscheinlich noch mehr verschlechtert.

Und was die dritte Gruppe betrifft, so hoffe ich, dass die Betroffenen in diesem Buch Erklärungen finden, die ihnen helfen, ihre verwirrenden Erfahrungen zu verstehen, sodass sie den Weg zur Heilung einschlagen können.

Ich glaube, dass wir uns von den Folgen von Traumata befreien können, ich habe keinerlei Zweifel daran. Aber wir müssen erst begreifen, wie das überhaupt geht, »sich von den Folgen eines Traumas zu befreien«. Die beste Zusammenfassung dafür fand ich neulich im Internet von einem unbekannten Autor:

Heilung heißt nicht,
dass die Verletzung nie existierte,
sondern dass die Verletzung
nicht mehr Ihr Leben bestimmt.

Und das ist der Schlüssel: In diesem Buch geht es darum, dass Sie die Kontrolle über Ihr Leben zurückgewinnen, dass Sie Autorin oder Autor Ihres Lebens werden und Ihr Leben selbst in die Hand nehmen. Es geht nicht zuletzt darum, ein gesunder, eigenständiger Erwachsener zu werden.

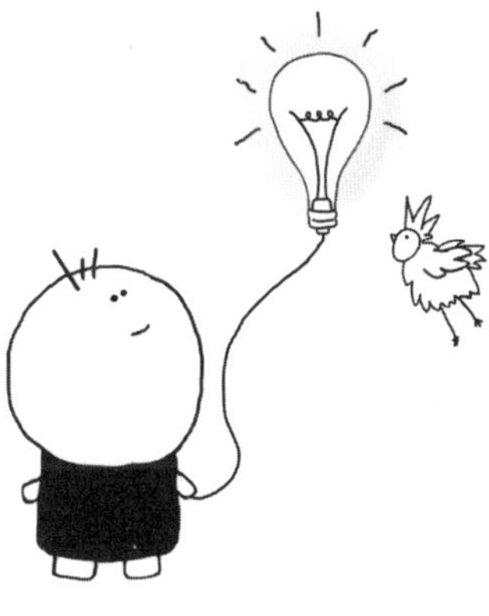

Doch was geschieht?

Weil wir die traumatische Erfahrung abspalten und ins Unbewusste verbannen, ist sie wie der sprichwörtliche »Elefant im Wohnzimmer« immer da und beeinflusst jeden Augenblick unseres Lebens. Wir sind Gefangene dieser unbewussten Kräfte.

Meistens können wir über das Erlebte nicht sprechen, *weil* es unbewusst ist (und möglicherweise auf eine sehr frühe, präverbale Zeit unseres Lebens zurückgeht), und unser natürlicher Instinkt besteht darin, wegzusehen und einfach mit anderen Dingen fortzufahren. Im Lauf der Zeit kann das zur Gewohnheit werden, sodass wir uns zunehmend darauf konzentrieren, dem Elefanten aus dem Weg zu gehen, wegzuschauen, uns (und andere) abzulenken und zu anderen Menschen, sollten sie uns unabsichtlich in Berührung mit dem Elefanten bringen, auf Distanz zu gehen, und das gilt selbst für die Menschen, die wir lieben. So gewinnt das unverarbeitete Trauma die Kontrolle über uns und wir verlieren die Herrschaft über unser Leben.

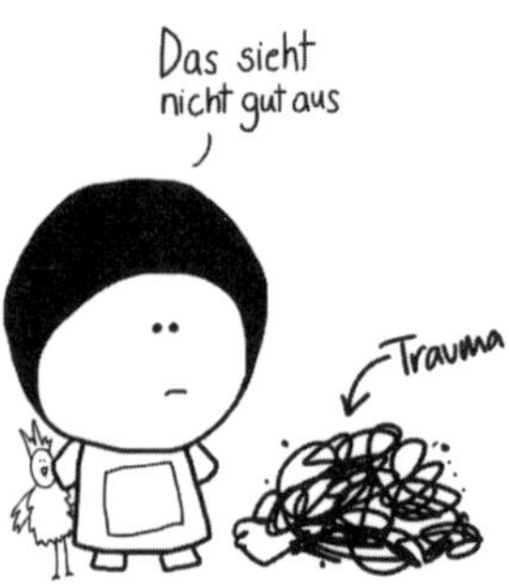

Dass man eine überwältigende Erfahrung gemacht hat, diese Tatsache verschwindet nie. Es ist passiert. Doch durch Verstehen, Begreifen und Selbstwahrnehmung sowie gute therapeutische Begleitung, die sich auf die Integration der dadurch abgespaltenen Gefühle konzentriert, *können* wir die gesunde Kontrolle und Autorität über unser Leben zurückgewinnen.

Was haben Sie zu verlieren? Und, noch wichtiger, was haben Sie zu gewinnen? Meine Antwort auf die zweite Frage lautet: Ihr Leben und sich selbst.

Was ist Autonomie?

Bevor wir uns Traumata gründlicher anschauen, wollen wir zunächst einmal einen kurzen Blick auf das gesunde Endresultat werfen, nach dem wir Ausschau halten: gesunde Autonomie und gesunde Beziehungsfähigkeit.

Das Leben von gesunden Menschen bewegt sich in der kreativen Spannung zwischen zwei Polen:

- **Symbiose:** die Fähigkeit, intime Beziehungen einzugehen
- **Autonomie:** die Fähigkeit zu Selbststeuerung und Eigenständigkeit

Das Wort »Symbiose« bedeutet »zusammenleben«. Im psychologischen Kontext bezeichnen wir damit eine gegenseitig befriedigende, lebendige und kreative Beziehung. Das Wort »Autonomie« verweist auf unsere Individualität, unsere Getrenntheit und unsere Fähigkeit, der Autor unseres Lebens zu sein und dieses selbst zu bestimmen.

Wir sind niemals ganz das eine oder das andere. Wenn wir eher autonom sind, rücken unsere Beziehungsbedürfnisse in den Hintergrund, und wenn wir uns in einer intimen Beziehung befinden, stellen wir unsere Autonomiebedürfnisse etwas mehr zurück. Das ist der Prozess des Lebendigseins.

Ein gesunder Mensch ...

... ist imstande, enge Beziehungen mit anderen einzugehen und sich dabei ein Selbstgefühl als eigenständiges Individuum zu bewahren. Seine Meinung über die eigene Person stammt primär von ihm selbst, und sein Selbstgefühl ist nicht abhängig davon, dass andere eine gute Meinung von ihm haben. Er kann gute, gründlich durchdachte Entscheidungen fällen, fühlt sich wohl in seiner eigenen Gesellschaft und hat trotzdem keine Angst vor intimen Beziehungen oder muss diesen aus dem Weg gehen.

So sieht die kreative Beziehung zwischen unserer Fähigkeit zur Symbiose und unserer Fähigkeit zur Eigenständigkeit aus.

Eine Auswirkung von Traumata ist, dass sie unsere Fähigkeit zur Autonomie erheblich beeinträchtigen, weil eine traumatische Situation dadurch gekennzeichnet ist, dass wir keine Wahl haben und der Situation völlig ausgeliefert sind. Das hat oft tief greifende Folgen auf unsere Fähigkeit, unser Leben in die Hand zu nehmen, selbstständige Einschätzungen und Entscheidungen zu treffen und ein positives Selbstgefühl zu entwickeln.

Eine traumatisierte Person neigt dazu:

› unglücklich, ja sogar ängstlich zu sein, wenn sie allein ist;
› sich nach Gesellschaft und Gemeinschaft zu sehnen, aber auch Angst vor Beziehungen und Nähe zu haben;
› sich allein sicherer zu fühlen, obwohl sie unglücklicher ist, wenn sie allein ist;
› sich schnell verlassen zu fühlen;
› die Anerkennung anderer Menschen zu suchen;

- es schwer zu finden, Entscheidungen zu treffen und klar zu denken;
- das Treffen von Entscheidungen und Autorität an andere zu delegieren;
- im Zusammensein mit anderen die eigenen Grenzen und die Selbstständigkeit zu verlieren und in Verwirrung zu geraten;
- sich schnell hilflos und überfordert zu fühlen.

Viele von uns können in einigen dieser Eigenschaften sich selbst und die Art und Weise, wie wir unser Leben leben, erkennen. Um mit diesen unangenehmen Gefühlen zurechtzukommen, entwickeln manche Menschen Strategien wie Kontrolle und Aggression, die wie Autonomie aussehen können, aber keine sind. Wir werden uns das im nächsten Abschnitt, wo es um Überlebensstrategien geht, noch gründlicher anschauen.

Dieses Buch geht davon aus, dass die Ursache für unsere Unfähigkeit, uns zu gesunden, autonomen Erwachsenen zu entwickeln, Traumata sind. Wir wissen einiges über die offensichtlicheren Kindheitstraumata wie Misshandlung, sexueller Missbrauch, Gewalt und Vernachlässigung und auch die späteren Traumata, die in unserer Teenager- oder Jugendzeit passieren. Doch all diesen Traumata liegt das Thema des frühen Traumas zugrunde, das Franz Ruppert das »Trauma der Liebe« nennt, nämlich die Unmöglichkeit, mit unserer Mutter und unserem Vater eine gute und liebevolle Verbindung einzugehen. Es ist erheblich schwieriger, zu diesen sehr viel früheren traumatischen Erfahrungen Zugang zu bekommen, sie zu verstehen und sie sich einzugestehen. Das ist deswegen so, weil sie in der allerersten Zeit unseres Lebens passierten, bevor sich das begriffliche Gedächtnis und andere kognitive und verbale Fähigkeiten ausgebildet haben. Wir können das Ausmaß solcher Traumata daran ermessen, inwieweit unsere Fähigkeit zu gesunder Autonomie eingeschränkt ist.

Wir werden uns jetzt anschauen, was genau ein Trauma ausmacht, wie es wirkt, welche Folgen es hat und wie es uns beeinträchtigen kann.

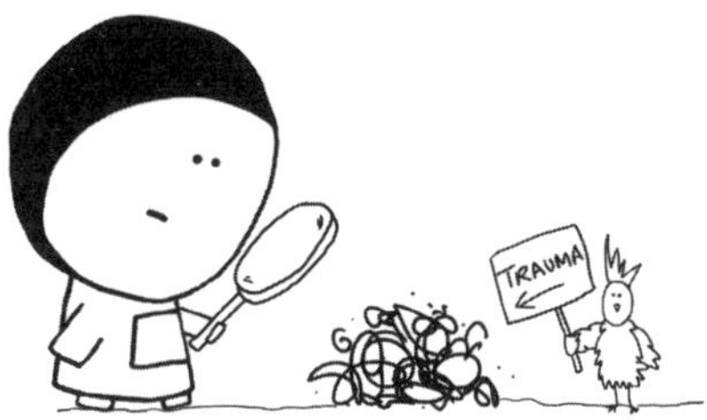

Was ist ein Trauma?

Der nächste Schritt auf unserer Reise besteht darin, zu verstehen, was ein Trauma eigentlich ist. Wir benutzen das Wort oft, ohne genau zu wissen, was es bedeutet. Wenn wir wirklich mit unserem Trauma arbeiten wollen, müssen wir genau wissen, was es ist.

Ich habe vier Schlüsselworte, die ein Trauma definieren:

Überwältigung
Hilflosigkeit
Lebensbedrohung
Spaltung

=

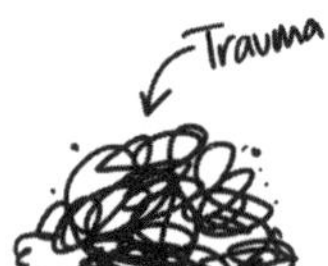

Überwältigung – die Situation wird als vollkommen unkontrollierbar erlebt.
Hilflosigkeit – wir erfahren äußerste Ohnmacht.
Lebensbedrohung – wir müssen befürchten, die Situation möglicherweise nicht zu überleben; wir müssen Angst haben zu sterben.

Spaltung – da die Stressantworten, die wir zur Verfügung haben (fliehen oder kämpfen), die Situation für uns nicht auflösen, sondern sogar noch verschlimmern, spaltet unsere Psyche in einem letzten verzweifelten Versuch zu überleben die gesamte verheerende Erfahrung ab und gibt im Extremfall den Bezug zum eigenen Ich gänzlich auf.

Jedes Ereignis, bei dem die Erfahrung eines Opfers alle diese Kriterien erfüllt, ist ein Trauma. Und ja, ich benutze das Wort »Opfer«, weil wir zum Zeitpunkt der traumatischen Situation genau das sind.

Den Unterschied zwischen »starkem Stress« und »Trauma« verstehen

Wenn wir ein Trauma verstehen wollen, ist es wichtig, den Unterschied zwischen einer Situation zu begreifen, die Stress verursacht, und einer Situation, die ein Trauma hervorruft.

Eine Situation wird dann zum Trauma, wenn unsere sämtlichen Ressourcen für die Stressbewältigung versagen. Was meine ich damit? Nun, wir bewältigen Stress durch eine *Aktivierung* aller unserer körperlichen Ressourcen. In diesem Zustand werden Massen von Stresshormonen ausgeschüttet, unser Herz beginnt zu rasen und es werden plötzlich ungeheure Mengen an Energie verfügbar (das erklärt die ungewöhnlichen Kraftakte, zu denen manche Menschen in solchen Situationen imstande sind). Je größer der Stress, desto stärker die

Aktivierung, um uns jene Handlungen zu ermöglichen, die zu unserer Rettung notwendig sind: Angriff oder Flucht.

Das Problem ist, dass unser Organismus einen derart aktivierten Zustand nur kurzfristig aushält, andernfalls könnte es für uns lebensgefährlich werden: ganz einfach, weil unser Herz versagen würde. Um uns davor zu schützen, schaltet das psychosomatische System plötzlich um in einen Zustand von extrem geringer Aktivität, der als »tonische Immobilität« oder »Schockstarre« bezeichnet wird. Das ist eine Traumanotfallreaktion.

Im *über*aktivierten Stresszustand ist die natürliche Reaktion Angriff oder Flucht. Wir sind nicht vollkommen hilflos, wir können etwas tun: Wir können angreifen oder fliehen. Die hohe Energie ermöglicht uns, das eine oder andere zu tun, aber wir können nicht beides gleichzeitig machen. Beide Verhaltensweisen erfordern sehr viel Kraft.

Im *unter*aktivierten traumatisierten Zustand sind wir vollkommen hilflos, der Körper und die Psyche geben auf und kollabieren, das heißt, sie erschlaffen bzw. stellen ihre Funktionen wie Wahrnehmen, Fühlen, Denken, Erinnern oder Sprechen ein. Wir ergeben uns in unser Schicksal. Der letzte verzweifelte Überlebensversuch des menschlichen Organismus besteht darin, seine Kräfte und Ressourcen zurückzuziehen in das Körperzentrum, damit die lebenswichtigen Organe wie Gehirn, Herz und Lunge weiter funktionieren. In dieser Situation geht es um Leben und Tod, und alles konzentriert sich in diesem Augenblick darauf, die Bedrohung um jeden Preis zu überleben. Diese Reaktionen sind bekannt als »freeze and fragment« (erstarren und abspalten). Das Erstarren ist die to-

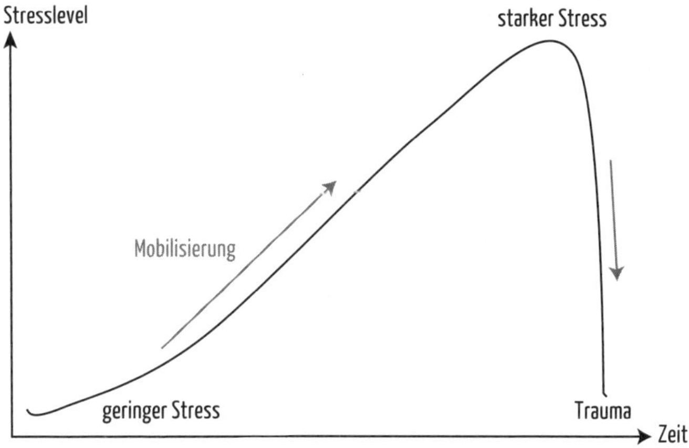

Abb. 1: Von starkem Stress zum Trauma

nische Immobilität, das Zusammensacken, und das Abspalten der Prozess, bei dem die Psyche die unerträgliche Erfahrung von der augenblicklichen Realität dissoziiert und ins Unbewusste verdrängt.

Das gespaltene Selbst nach dem Trauma

Das ursprüngliche Mittel, um die Erfahrung zu verdrängen, ist die Dissoziation: Die Psyche kappt die Verbindung vom Ich zum entsprechenden Ereignis und damit auch zur emotionalen Erfahrung. Das ist ein tranceähnlicher Zustand, den wir vermutlich alle kennen, eine extreme Form des »Abdriftens«. Wahrscheinlich dissoziieren wir in unserem Alltagsleben ziemlich oft, zum Beispiel, indem wir mit unseren Gedanken woanders sind, wenn Menschen uns etwas erzählen, wir aber eine bestimmte Aufgabe erledigen wollen. Das ist eine gesunde und angemessene Form von Dissoziation. In einer traumatisierenden Situation dissoziieren wir automatisch und unkontrolliert und verdrängen die unerträgliche Erfahrung ins Unbewusste. Manche Menschen erleben den dissoziierten Zustand in der Form, dass sie nicht mit dem Körper verbunden oder »außer sich« sind, manchmal stehen sie auch »neben sich«.

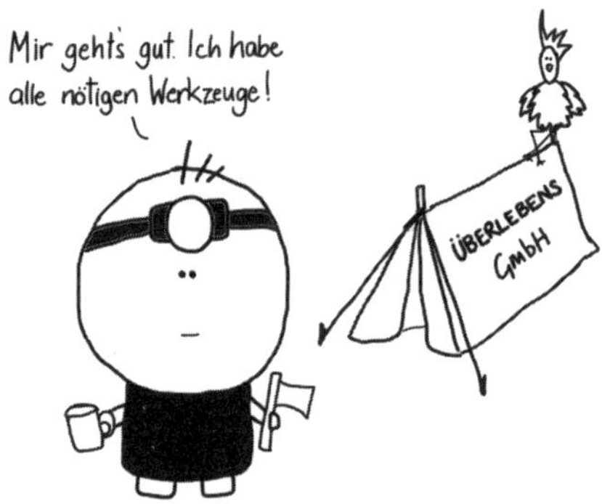

An diesem Punkt entsteht ein neues Selbst, das Überlebens-Ich. Das Überlebens-Ich ist komplett damit beschäftigt, das Trauma zu vermeiden. Typisch für das Überlebens-Ich ist am Anfang dieser dissoziative, tranceähnliche Zustand, doch im Verlauf der Stunden, Wochen und Monate nach dem Trauma geht das Überlebens-Ich dazu über, Strategien zu entwickeln, die sicherstellen, dass uns die traumatische Erfahrung nicht bewusst wird. Die Strategien werden mit der Zeit immer raffinierter, subtiler und gezielter und prägen viele unserer täglichen Aktivitäten und Verhaltensweisen, sodass wir schließlich denken, sie machten den Menschen aus, der wir sind, und damit unsere Identität oder Persönlichkeit. Wir halten dieses »Überlebens-Ich« irrtümlicherweise für unser wahres Selbst.

Die Spaltung der Psyche wird immer ausgeprägter und verfestigt sich zunehmend.

Hier eine Grafik, welche die Spaltung des Selbst nach einem Trauma darstellt:

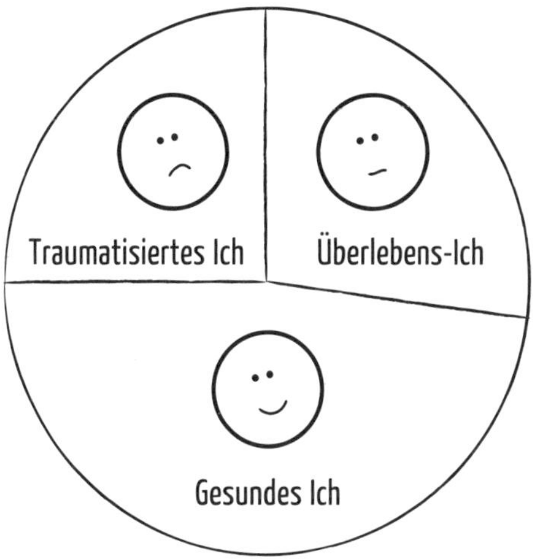

Abb. 2: Das gespaltene Selbst

Wie Sie sehen, spaltet sich das Selbst in drei Anteile, und damit Sie diese verstehen können, werde ich hier alle drei kurz charakterisieren. Im weiteren Text werden die Begriffe »Selbst« und »Ich« gleichbedeutend verwendet.

Selbst-Anteil	Funktion
Traumatisiertes Ich	› Speichert in sich die traumatische Erinnerung und Erfahrung und die entsprechenden Gefühle.
Überlebens-Ich	› Bewacht und festigt die Grenzen der Spaltungen. › Entwickelt zu diesem Zweck immer komplexere Strategien. › Im Falle späterer Retraumatisierungen entwickelt es weitere Spaltungen, sollten die augenblicklichen Strategien ungenügend sein und versagen.
Gesundes Ich	› Sehnt sich nach Ganzheit (Integration von abgespaltenen Anteilen). › Weiß, dass etwas fehlt. › Versucht sich zu heilen. › Sucht sich Hilfe.

Abb. 3: Eigenschaften der gespaltenen Anteile des Selbst

	Eigenschaften
	› Ist ab dem Zeitpunkt des Traumas in seiner Entwicklung blockiert. › Sucht ständig nach Möglichkeiten, ins Bewusstsein zu gelangen, um sich auszudrücken und auf diesem Weg die Traumasituation abzuschließen.
	› Vermeidet Situationen, die das Trauma erneut auslösen könnten. › Dissoziiert schnell. › Lenkt ab. › Versucht seine Umgebung, andere und sich selbst zu kontrollieren. › Versucht den Mangel an Freude und angenehmen Erfahrungen zu kompensieren, zum Beispiel durch Drogen, Alkohol, Sex, Arbeit. › Kann keine guten Beziehungen gestalten. › Trifft keine klaren und guten Entscheidungen. › Es fehlt ihm an Klarheit. › Es kann logische Widersprüche nicht verstehen. › Es fehlt ihm an Mitgefühl für sich selbst und andere. › Schafft und erhält sich Illusionen und Täuschungen wie zum Beispiel: »Alles bestens, es gibt keine Probleme« oder »Ich hatte eine durchweg glückliche Kindheit«. › Ist häufig verwirrt. › Leidet oft an unerklärlichen Gefühlen von Scham und Schuld.
	› Kann klar denken. › Sucht nach Wahrheit, Aufrichtigkeit und Realität. › Trifft gute Entscheidungen. › Kann gute Verbindungen und Beziehungen gestalten. › Ist selbstverantwortlich und auf natürliche Weise ethisch. › Sexuelles Begehren und Verhalten sind angemessen. › Kann sich gut an wichtige Ereignisse aus seiner Vergangenheit erinnern. › Ist zuversichtlich und selbstbewusst. › Gefühle von Schuld und Scham sind der jeweiligen Situation angemessen.

Nach einem Trauma:

- Wir haben weiterhin Zugang zu unserem gesunden Selbst, solange wir uns sicher genug fühlen.
- Erinnert uns eine Situation unbewusst an unser Trauma und aktiviert die damit ursprünglich verbundenen Gefühle (man nennt das »Triggern«), übernimmt unser Überlebens-Ich die Regie.
- Das traumatisierte Selbst ist in seinen Kerker der Verdrängung verbannt und hält ständig Ausschau nach Gelegenheiten, sich auszudrücken, zum Beispiel über körperliche Krankheitssymptome.

Mehr zum Überlebens-Ich, seinen Strategien und Prägungen

Während unser Überlebens-Ich uns auf der einen Seite durch sein Handeln und seine Einstellungen hilft, mit unserem Alltagsleben fortzufahren, können seine Aktivitäten uns zu manchen Zeiten fassungslos machen und in Verwirrung stürzen. Denken Sie an Situationen, wo etwas Bestimmtes passiert ist und Sie sich so verhalten haben, dass Sie sich hinterher selbst nicht mehr verstehen konnten, weil Sie Ihr Verhalten mit der Person, die Sie glauben zu sein, überhaupt nicht in Einklang bringen konnten. Sie haben »die Orientierung verloren«, bevor Sie überhaupt einen klaren Gedanken fassen konnten; Sie haben in einer angespannten Situation die Kontrolle über sich verloren; Sie haben so reagiert, dass es überhaupt nicht vereinbar ist mit dem, was Sie eigentlich gern getan hätten. Das alles sind Hinweise darauf, dass sich Ihr Überlebens-Ich eingeschaltet hat, weil Ihr ungelöstes Trauma getriggert wurde.

Situationen, die unser Trauma neu triggern können:

› Jede Situation, in der wir uns überwältigt und hilflos fühlen.
› Jede Situation, die Ähnlichkeiten mit der ursprünglichen traumatischen Situation hat (was wir vielleicht nicht wissen).
› Jeder sensorische Reiz (Geruch, Geräusch, Bild, Geschmack, Berührung), der Ähnlichkeiten mit der ursprünglichen traumatischen Situation hat.
› Jede Situation, die mit heftigen Emotionen verbunden ist: Die Psyche kann nicht unterscheiden zwischen den Emotionen, die wir fühlen wollen, und den ungelösten traumatischen Emotionen. Wird die Tür zum Empfinden welcher Emotion auch immer geöffnet, sei es Liebe, Mitgefühl oder Angst, können auch all die anderen Emotionen hochkommen und versuchen, sich Zugang zum Bewusstsein zu verschaffen. Dann verwechseln wir Liebe vielleicht mit Entsetzen, was zum Beispiel dazu führen kann, dass in intimen Situationen eine Form von unterdrückter Angst hochkommt.

Es ist wichtig zu verstehen, dass unser Trauma schon durch geringfügigste Anlässe, die uns gar nicht bewusst sind, getriggert werden kann.

Verschiedene Arten von Traumata

Es gibt grundsätzlich zwei Hauptkategorien von Traumata: durch Naturereignisse ausgelöste Traumata und Traumata, die von Menschen verursacht werden.

Traumata durch Naturereignisse

Das sind Ereignisse wie Erdbeben, Tsunamis, Vulkanausbrüche und so weiter. Diese Art von Trauma können wir am leichtesten verarbeiten. Wir wissen, dass niemandem ein Vorwurf zu machen ist und diese Ereignisse Teil unseres Lebens hier auf diesem Planeten sind. Oft fühlen wir uns anderen, die Ähnliches erlebt haben, verbunden und nah, und das hilft. Die Traumatisierung durch ein Naturereignis kann schwieriger sein, wenn wir bereits zuvor ein Trauma erlitten haben, denn jedes Mal, wenn wir ein Trauma erleben, werden wir anfälliger für das nächste. Eine traumatische Erfahrung bewirkt oft eine Reaktivierung bereits früher erlittener Traumata.

Von Menschen verursachte Traumata

Damit meine ich vor allem Traumata, die mit unseren Beziehungen zu anderen Menschen zusammenhängen. Diese sind für uns meistens viel schwerer zu verarbeiten. Wie schwer oder leicht, hängt von zwei Kriterien ab:

› **Absicht:** Ob die Tat als vorsätzlich (beabsichtigt) oder als versehentlich (nicht beabsichtigt) wahrgenommen wird. Vorsätzliche Verletzungen haben meistens verheerendere Auswirkungen.

› **Nähe:** Ob der Täter/die Täterin unbekannt ist oder jemand, den wir kennen, wie ein Freund, eine Arbeitskollegin, ein Nachbar oder jemand, zu dem wir eine enge Beziehung haben, wie ein Partner, Mutter, Vater oder Geschwister. Je enger die Bindung ist, desto schockierender und verheerender sind die Folgen.

Mit diesen Kriterien im Hinterkopf können wir mehrere Arten von Traumata identifizieren:

› **Existenztrauma:** Diese Traumata umfassen die Kategorie der zuvor genannten durch Naturereignisse ausgelösten Traumata sowie zum Beispiel Autounfälle, Kriegserlebnisse, Angriffe, Vergewaltigung, Mordversuche, Raubüberfälle, Terrorismus und Folter. Letztere sind alles Beziehungsereignisse, sodass hier das Kriterium der Absicht mit hineinspielt, das heißt die Frage, ob wir die Tat als vorsätzliche Intention wahrnehmen, uns zu verletzen, oder nicht.
› **Verlusttrauma:** Die Schwere eines Verlusttraumas hängt davon ab, wie eng die Verbindung und welcher Art die Beziehung war und wie schockierend/unerwartet der Verlust ist. Der schwerwiegendste Verlust ist es, wenn ein kleines Kind die Mutter verliert, sei es durch Tod oder andere Umstände. Auch der Verlust eines Partners in jungen Jahren, der Verlust von Kindern und Geschwistern im Krieg oder auf anderen Wegen ist äußerst schmerzhaft. Wir können hier jedoch auch Verluste wie den des eigenen Zuhauses oder der gesellschaftlichen Zugehörigkeit etwa im Falle von Flucht und Vertreibung einbeziehen. Die primäre Emotion ist die Trauer, die mit einem Gefühl von Verlassenheit und

Lebensbedrohung verbunden sein kann: »Wie soll ich weiterleben ohne …?«

- **Trauma der Liebe:** Dieses Trauma geschieht dann, wenn das Kind keine liebevolle Verbindung zu seiner Mutter herstellen kann. Es ist oft gekoppelt mit frühen Existenztraumata, die zum Beispiel durch eine schwierige Geburt ausgelöst sein können.
- **Bindungssystemtrauma:** Hier ist ein ganzes Bindungssystem traumatisiert, sei es eine Familie, ein Arbeitskollegium, ein politisches System oder eine ganze Nation. Ausgangspunkt ist meist ein »Trauma der Liebe«, das in den nachfolgenden Generationen immer quälender wird, während die Betroffenen versuchen, eine liebevolle Verbindung herzustellen, die sie in der ursprünglichen Beziehung zur Mutter nicht herstellen konnten. Die vorherrschende Dynamik in einem traumatisierten Bindungssystem ist die von Tätern und Opfern, die sich in ihrem Ringen um Liebe und Anerkennung miteinander verstricken und sich dann mit ihren Überlebens-Ichs gegenseitig immer mehr in Machtspielen aufreiben.

Nachdem wir jetzt etwas mehr über Traumata wissen, können wir uns unseren Anfängen zuwenden, unserem Leben im Mutterleib und unserer Geburt.

Die Anfänge

Im Mutterleib

Nach der Befruchtung waren Sie eine einzelne Zelle. Diese Zelle begann sich schnell zu teilen und immer mehr Zellen zu produzieren. Während Sie sich im Mutterleib entwickelten, waren Sie nicht getrennt von Ihrer Mutter. Sie haben gegessen, was sie gegessen hat, und getrunken, was sie getrunken hat. Wenn Ihre Mutter geraucht hat, haben auch Sie gewissermaßen mitgeraucht. Wenn sie Sport getrieben hat, haben auch Sie Sport getrieben. Das zentrale Nervensystem Ihrer Mutter war auch die Voraussetzung für die Entwicklung Ihres Nervensystems, und Ihr Stoffwechsel stand in Resonanz mit dem mütterlichen Stoffwechsel. Und Ihre anfänglichen Emotionen waren auch die Emotionen Ihrer Mutter. Wenn sie Liebe empfand, haben Sie Liebe empfunden; wenn sie Angst hatte, hatten auch Sie Angst.

Wenn die Mutter ein Trauma erlitten hat und ihre Psyche, wie zuvor beschrieben, gespalten war, wird auch die Psyche des Kleinkinds bis zu einem gewissen Grad von dieser Spaltung geprägt. Wird das Trauma der Mutter während ihrer Schwangerschaft neu ausgelöst, fühlt das Kind alles, was sie fühlt: ihre Verwirrung, ihr Entsetzen, ihre Ambivalenz und

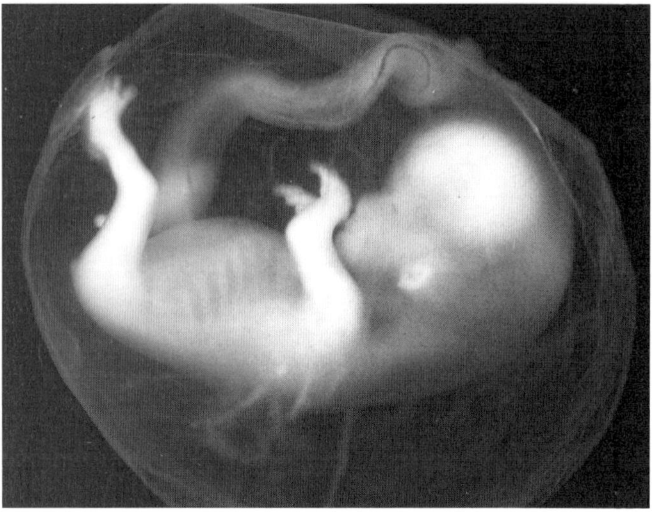

Abb. 4: Das Baby im Uterus*

ihre Angst. Wir haben zu dieser Zeit keine Kontrolle über unsere Gefühle, kein Denken, keine Wahl, kein geistiges Unterscheidungsvermögen. Wir sind nicht imstande zu »verstehen«, was da geschieht. Wir besitzen nicht die nötigen kognitiven Fähigkeiten, um aus unserer Erfahrung einen Sinn zu machen. Wir können uns von unserer Mutter und ihrer Erfahrung nicht abkoppeln. Tatsächlich sind wir sehr verletzlich und schnell in einem Zustand der Hilflosigkeit, was Prädispositionen für ein Trauma sind.

* © Dr. Steven O'Connor, https://www.flickr.com/photos/lunarcaustic, »Embryo week 9–10«, Photo licensed under CC BY-SA 2.0 (http://creativecommons.org/licenses/by/2.0/deed.de)

Geburt –
wer entscheidet?

Die Geburt selbst ist eine komplexe Zeit für Mutter und Kind. Der natürliche Entscheidungsprozess in Bezug auf den Zeitpunkt der Geburt verläuft wahrscheinlich unbewusst, wobei die Entscheidungen von Mutter und Kind miteinander »verschmelzen«. Baby und Mutter schütten viele Hormone aus, um den Geburtsprozess zu fördern: Stresshormone für die Bewältigung der mit diesem Ereignis verbundenen Anstrengungen, Bindungshormone (Oxytocin), die einen intensiven Bindungsimpuls bei Mutter und Kind auslösen.

Umgangssprachlich »Liebeshormon« genannt, wird Oxytocin produziert, um sicherzustellen, dass sich die Bindung zwischen Mutter und Kind entwickelt. Dieses Hormon sorgt bei allen Säugetieren dafür, dass die Mutter ihr Junges versorgt, und es stimuliert Liebesgefühle. Oxytocin wird auch ausgeschüttet, wenn wir etwas tun, das liebevolle Gefühle in uns weckt. Wenn wir zum Beispiel einen anderen Menschen umarmen oder Liebe für ihn empfinden, wird Oxytocin freigesetzt, was bewirkt, dass wir uns gut fühlen.

Während der Geburt können mehrere Dinge passieren:

› Komplikationen wie eine Steißlage können auftreten, oder die Nabelschnur liegt um den Hals des Kindes.
› Möglicherweise ist ein Kaiserschnitt oder ein anderer medizinischer Eingriff notwendig. Das führt dazu, dass weniger Hormone ausgeschüttet werden, was die Bindungsfähigkeit von Mutter und Kind beeinträchtigt wie auch das

Glücksgefühl dämpft, die Geburt erfolgreich zusammen bewältigt zu haben.
- Die Geburt kann die unbewussten Erinnerungen der Mutter an die eigene Geburt, die für sie möglicherweise ebenfalls ein Trauma war, wieder auslösen und sie dadurch retraumatisieren.

Das alles hat traumatische Auswirkungen auf das neugeborene Kind.

Das Neugeborene

Die grundlegenden Bedürfnisse des neugeborenen Kindes sind:
- Nahrung
- emotionale und körperliche Wärme
- Sicherheit und Schutz
- körperliche und emotionale Verbundenheit, das Gefühl, geliebt zu werden und zur Mutter zu gehören

Das Kind will nichts mehr, als zu lieben und geliebt zu werden, sich warm, sicher, gut genährt und willkommen geheißen zu fühlen. Fehlt etwas davon, wird das Kind um sein Überleben fürchten. Das Neugeborene ist vollkommen abhängig davon, dass andere diese Bedürfnisse erfüllen.

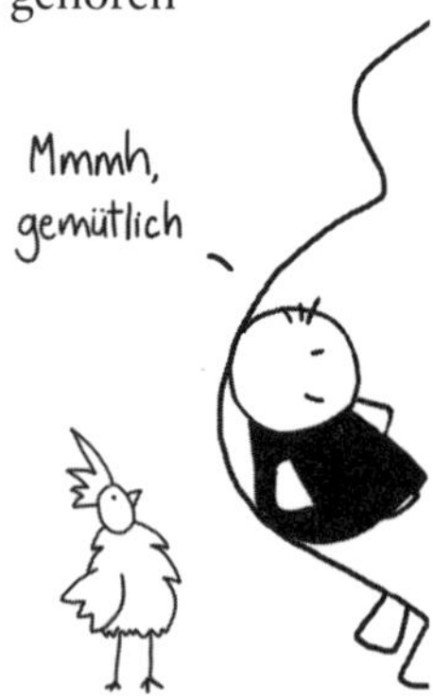

Um diese Phase unseres Lebens richtig zu verstehen, müssen wir begreifen, wie verletzlich und hilflos das ungeborene und das neugeborene Kind sind. Kein Tier ist in dieser Lebensphase dermaßen und so lange verletzlich und hilflos wie der Mensch. Die meisten Tiere können schon kurz nach der Geburt stehen, selbst wenn sie noch ziemlich wackelig auf den Beinen sind, wenn sie sich ihren Weg zur Milch der Mutter bahnen. Das menschliche Kind kann zwar saugen, aber nur, wenn es etwas zum Saugen angeboten bekommt, und es kann weinen.

Unmittelbar nach der Geburt beginnt sich das Gehirn des Kindes sehr schnell zu entwickeln, doch da sich unser kognitives Gedächtnis erst viel später entwickelt, sind wir in dieser Lebensphase noch wenig imstande, unsere Erfahrungen zu verstehen. Das heißt, das neugeborene Kind kann nicht getröstet werden durch Worte oder Gedanken wie: »Alles gut, deine Mutter kommt bald«. Solche Überlegungen sind für das Neugeborene bedeutungslos, einfach eine Ansammlung von Tönen, die, selbst wenn sie tröstlich und liebevoll geäußert werden, unverständlich bleiben.

Das Kind kann sich nicht mit dem Verstand sagen, dass es in Sicherheit ist, das weiß es nur, wenn es sich sicher *fühlt*. Und aufgrund der Vertrautheit mit seiner Mutter, ihrem Geruch, ihrer Stimme, ihrer Ausstrahlung und ihrem Wesen fühlt es sich am sichersten, wenn es mit ihr in Berührung ist, wenn – und das ist ein großes »Wenn« – das Kind sich mit der Mutter tatsächlich sicher fühlen kann. Denn, ob absichtlich oder unabsichtlich, unsere Mutter ist für uns nicht immer der sichere Hafen, der sie sein sollte, wie wir gleich sehen werden.

Das frühe Existenztrauma

Bis heute geht die Wissenschaft davon aus, dass wir kein Gedächtnis haben, bevor unser Gehirn diese Fähigkeit ausbildet, was meistens im Alter zwischen 18 Monaten und dem zweiten Lebensjahr passiert. Es gibt jedoch immer mehr Belege dafür, dass auch davor schon ein Gedächtnis existiert, das als zelluläres Gedächtnis bekannt ist. Auch wenn die meisten etablierten Wissenschaften das als pseudowissenschaftlich betrachten, gibt es immer mehr biologische Studien über einzellige Organismen, die Gedächtnisfähigkeiten zeigen. (Siehe zum Beispiel Philip Ball in *Nature International Journal of Science*, 254, 2008.) Das zelluläre Gedächtnis ist in den Körperzellen angesiedelt. Es unterscheidet sich von dem Gedächtnis, das im Gehirn verankert ist, und enthält die Erinnerung an sämtliche Erfahrungen vom Beginn des Lebens an.

Ein Trauma kann daher gleich zu Beginn unseres Lebens passieren, dort, wo die Grundlagen gelegt werden für unsere Fähigkeit, zu wachsen und gesunde Beziehungen einzugehen. Aus diesem Grund kann ein frühes Trauma so großen Einfluss auf unser restliches Leben haben. Frühe Traumata sind immer auch Existenztraumata, das heißt, Traumata, bei denen unser physisches Überleben gefährdet ist. Sie umfassen die Zeit vor, während und unmittelbar nach der Geburt. Einige der Schwierigkeiten, die das Kind beeinträchtigen und sich möglicherweise sogar traumatisch auf es auswirken, können in folgenden Phasen auftreten:

› *Empfängnis* – wenn die Empfängnis für die Mutter unter unglücklichen oder sogar gewalttätigen Umständen erfolgte, kann das auch für das Kind und die Einstellung der Mutter zum Kind Folgen haben.

- *Schwangerschaft* – während der Schwangerschaft kann die Mutter Traumata erleiden, die wahrscheinlich Auswirkungen auf das Kind haben, was auch für mögliche medizinische Eingriffe gilt. Eine versuchte Abtreibung ist für das Kind, wenn es überlebt, eines der schwersten Traumata.
- *Geburt* – der Geburtsverlauf selbst kann für Kind und Mutter traumatisch sein.
- *Nach der Geburt* – wenn das Kind von der Mutter getrennt wird, in den Brutkasten kommt, adoptiert oder an andere Betreuungspersonen übergeben wird, verursacht all das ein Trennungstrauma. Operationen kurz nach der Geburt wie eine Beschneidung oder andere medizinische Eingriffe können, selbst wenn sie das Leben des Kindes retten, ebenfalls traumatisch sein.

Die Zustände des menschlichen Kleinkinds im Mutterleib und in den ersten Lebensphasen sind tatsächlich genau die Vorbedingungen für ein Trauma: Das Kind ist hilflos und kann sich schnell überwältigt fühlen. Sein Leben hängt von einem anderen Menschen ab und es kann absolut nichts anderes tun als weinen. Niemand kann ihm intellektuell vermitteln, dass es sicher und geschützt ist. Es fühlt alles, was es erlebt, ohne es kognitiv zu verstehen. Das einzige, was zu Beginn seines Lebens Sinn für es macht, ist die Verbindung zu seiner Mutter, weil es sie kennt. Es kennt ihren Geruch, ihre Berührung, wie sie sich anfühlt, schmeckt und klingt. Die Verbindung zum Vater ist weniger eindeutig. Sie kommt für das

Kind später hinzu. Selbst wenn die frühe liebevolle Verbundenheit zum Vater für das Kind wohltuend ist, ist in dieser anfänglichen Lebensphase die Mutter von entscheidender Bedeutung für seine gesamte Entwicklung.

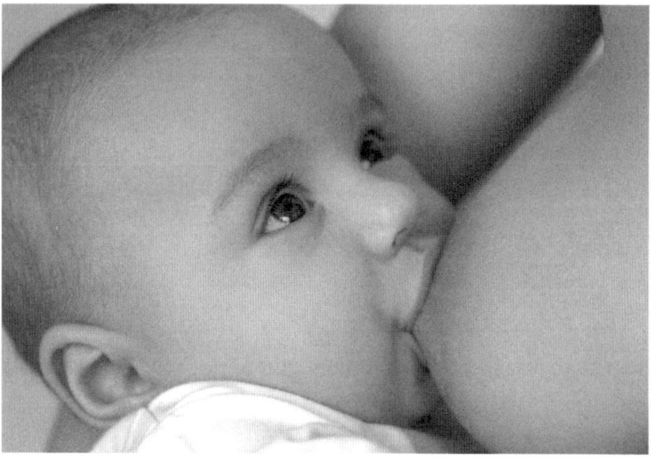

Abb. 5: Bindung in Aktion*

Können Sie sehen, wie aufmerksam das Kind auf dem Bild die Mutter anschaut? Dieser Blickkontakt ist genauso wichtig wie die Milch aus der Brust der Mutter. Wenn die Mutter dem Kind so begegnen kann, bekommt es auf diesem Wege emotionale Nahrung, Trost und liebevolle Zuwendung. Diese Interaktion durch Augenkontakt vermittelt ihm das Gefühl, sowohl mit der Mutter verbunden als auch ein von ihr ge-

* © Shutterstock / Olga Guzhevnikova

trenntes Wesen zu sein. Sie ist sein psychischer und emotionaler Anker in einer verwirrend neuen Welt.

Das führt uns zurück zum »Trauma der Liebe«, dem Trauma der fehlenden symbiotischen Beziehung des Kindes zu seiner Mutter.

Das Trauma der Liebe

Das ist das Trauma, welches das neugeborene (oder sogar pränatale) Kind erleidet, wenn die Verbindung zu seiner Mutter gestört oder beeinträchtigt ist oder gar nicht existiert, sodass das Kind von starkem Stress zum Modus des Traumas übergeht. Wir können davon ausgehen, dass eine solche Trennung von der Mutter oder eine gestörte Beziehung zu ihr tief greifende Auswirkungen auf das Sicherheitsgefühl des Kindes haben.

Die frühe Beziehung zwischen dem prä- und dem postnatalen Kleinkind und seiner Mutter ist eine symbiotische Beziehung und beruht auf der Liebesfähigkeit beider Beteiligten, die durch den Bindungsprozess ausgelöst wird. Eine »Trennung« oder »Störung« der Verbindung zur Mutter kann in Form einer körperlichen Trennung erfolgen, wenn das Kind zum Beispiel für längere Zeit im Brutkasten liegen oder bei Verwandten aufwachsen muss, weil die Mutter zu schwach oder krank ist, um es zu versorgen. Jede körperliche Trennung, die länger anhält (wie zum Beispiel bei einer Adoption) und Stress für das Kind bedeutet, wird von diesem mit großer Wahrscheinlichkeit als Trauma erlebt.

Die häufigste Ursache für ein Trauma der Liebe geht auf die Unfähigkeit der Mutter zurück, emotional und liebevoll für das Kind verfügbar zu sein. Der Grund dafür ist vor allem ihre eigene Traumatisierung. In unserer Arbeit mit Menschen bekommen wir Traumatherapeuten nicht selten zu hören, die Mutter sei niemals wirklich für das Kind »da« gewesen.

Was passiert da?

Das Gebären und Aufziehen eines Kindes ist eine hoch emotionale Erfahrung. Wenn die Mutter ein Trauma erlitten hat, ist ihre Psyche gespalten und sie ist anfällig für Dissoziationen und andere Vermeidungsstrategien ihres Überlebens-Ichs. Vor allem in emotionalen Situationen, die sie mit den eigenen ungelösten traumatischen Gefühlen in Berührung zu bringen drohen, ist die Gefahr groß, dass ihr Überlebens-Ich die Kontrolle übernimmt.

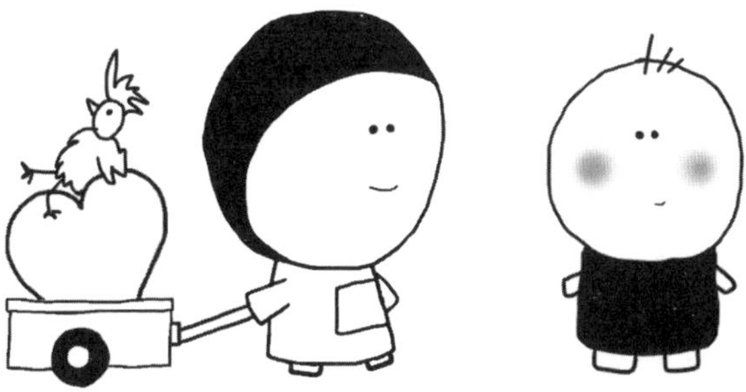

Was passiert bei der Mutter?

Es ist nachgewiesen, dass Frauen, die ein Trauma erlitten haben, weniger Oxytocin ausschütten. Und selbst wenn dieses Hormon ausgeschüttet wird, ist die gesamte Situation für die Mutter sehr belastend. Sie kann durchaus Liebe für ihr Kind empfinden und ihr Kind lieben wollen, doch wenn sie solche starken Gefühle hat, erlebt sie wahrscheinlich die anderen, abgespaltenen, traumatischen Emotionen in unterdrückter Form. Wir können uns nicht aussuchen, welche Emotionen wir empfinden wollen und welche nicht. Diese verwirrende Mischung von Gefühlen wird oft als Angst erlebt und bewirkt, dass die Mutter dissoziiert und sich emotional von ihrem Kind zurückzieht. Dabei kann es sogar passieren, dass sie mit der Zeit ihr Kind für die Quelle ihrer Ängste hält.

Was passiert beim Kind?

Wahrscheinlich erlebt das Kind den Rückzug oder die Dissoziation der Mutter als Verlassenwerden, was zu einem existenziellen Paradoxon für es führt. Es hat:

› Angst *um* seine Mutter, weil es Liebe für sie empfindet und ihre Liebe und ihren Schutz braucht;
› Angst *vor* seiner Mutter, weil sie das Kind für eine Quelle von beängstigenden Gefühlen hält und deshalb zurückweist;
› den Wunsch, sich um seine Mutter zu *kümmern* und sie zu schützen, um sich selbst sicher fühlen zu können;
› und zugleich den Wunsch, sich von seiner Mutter *fernzuhalten*, um sich selbst zu schützen, weil es sich nicht sicher mit ihr fühlt.

Das führt zu einem unauflösbaren Dilemma für das Kind:

»Ich möchte meiner Mutter nahe sein, doch wenn ich ihr nahe komme, spüre ich, dass sie das in Angst und Schrecken versetzt; um sie zu schützen, muss ich ihr also fernbleiben. Aber wenn ich mich von ihr fernhalte, ist das sehr schmerzlich und beängstigend für mich und ich habe Angst zu sterben.«

Und genau das ist das Trauma der Liebe, in dem der Mangel an Liebe oder die verwirrende Liebe, die das Kind von seiner Mutter erfährt, so viel Stress für es bedeutet, dass es dies emotional nicht länger ertragen kann und sich psychisch aufspalten und sein eigenes gesundes Selbst aufgeben muss.

Symbiotische Verstrickung

Symbiotische Verstrickung bedeutet, das Kind verschmilzt in dieser frühen Entwicklungsphase mit der Gespaltenheit und den unbewussten traumatischen Gefühlen der Mutter.

Kehren wir für einen Augenblick zum Fötus im Mutterleib zurück. In diesem Zustand von extremer Verbundenheit und Abhängigkeit saugt das Kind die psychische Struktur seiner Mutter sozusagen als seine erste psychische Prägung auf. Das Kind verinnerlicht den psychischen Zustand seiner Mutter. Das hat, wenn die Mutter traumatisiert und ihre Psyche gespalten ist, entsprechende Folgen. In diesem Fall ist die erste emotionale Prägung der Psyche des Kindes eine Kopie der

Psyche seiner Mutter und damit auch ihrer Gespaltenheit. Das folgende Diagramm versucht dieses Kopieren der gespaltenen Psyche darzustellen:

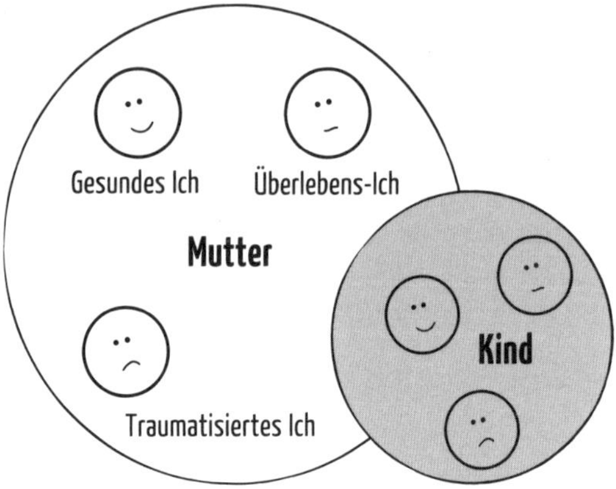

Abb. 6: Die Wiederholung der Gespaltenheit der Mutter im Kind

Die symbiotische Verstrickung mit den ungelösten Traumata der Mutter ist das Tor für die transgenerationale Übertragung. Durch diese Verstrickung kommt es, dass die ungelösten Traumata, die andere in der Familie erlitten haben, auf die gegenwärtige Person einwirken. Durch ihre eigenen abgespaltenen Traumata wird die Mutter für das Kind unbewusst zu einer Verbindung mit diesen ungelösten Erfahrungen von anderen Personen.

Nehmen wir zum Beispiel an, die Mutter meiner Mutter (meine Großmutter) hat als Kind ihren Bruder verloren. Vielleicht ist er an einer Kinderkrankheit oder bei einem Unfall gestorben. Der Verlust eines Bruders betrifft die ganze Familie: Meine Großmutter hat ihren älteren Bruder verloren, den sie als Kind heiß und innig geliebt hat; ihre Mutter (meine Urgroßmutter) hat ihren geliebten erstgeborenen Sohn verloren, und das gilt auch für meinen Urgroßvater; meine Großmutter hat außerdem bis zu einem gewissen Maße ihre Eltern verloren, weil diese aufgrund der unverarbeiteten Trauer emotional nicht verfügbar waren. Es könnte sein, dass sich die Eltern des gestorbenen Kindes sogar auseinandergelebt haben, weil ihr Zusammensein sie zu schmerzlich an den verlorenen Sohn erinnerte. Tatsächlich ist die Familie nie wieder dieselbe, was noch dadurch verstärkt wird, dass dieses Erlebnis für alle Beteiligten viel zu schmerzlich ist, um darüber zu sprechen. Die Eltern des verstorbenen Jungen versuchen ihren Kummer vor der übrig gebliebenen Tochter (meiner Großmutter) zu verbergen, was natürlich nicht gelingt. Im Laufe der Zeit wird der Verlust dieses Kindes zu einem familiären Ereignis, das emotional abgespalten wird, und dieser abgespaltene Aspekt verfestigt sich in der Familie, ohne gelöst oder geklärt zu werden. Meine Mutter hatte dann nie eine wirklich gute und erfüllte Beziehung zu ihrer Mutter, da die Liebe, die sie erfuhr, immer vermischt war mit dem unverarbeiteten Kummer. Und auch ich werde in dieses ungelöste Trauma verwickelt, ohne es überhaupt wissen, geschweige denn verstehen zu können. Ich erlebe – in der dritten Generation – nur die Folgen davon.

Die Folgen

Die Folgen dieser Dynamiken sind oft sehr verwirrend für das Kind und für die Mutter, und weil diese Situation unbewusst ist, bleiben Kind und Mutter hilflos in der symbiotischen Verstrickung gefangen, manchmal ihr ganzes Leben lang. Das

Kind ist verwirrt, weil es nicht weiß, welche der Gefühle, die es erlebt, wirklich seine eigenen sind und welche zur Mutter (oder zum Vater, den Großeltern oder Urgroßeltern) gehören.

Um in irgendeiner Form mit seiner Mutter in Beziehung bleiben zu können, kann das Kind die folgenden Überlebensmuster entwickeln:

› Es kämpft sein Leben lang darum, von der Mutter geliebt zu werden.
› Die verworrene Beziehung zur Mutter beschäftigt es mehr oder weniger sein ganzes Leben lang.
› Es weiß nicht, was eine gesunde Form von Liebe ist.
› Möglicherweise idealisiert es die Mutter.
› Möglicherweise hasst es die Mutter mit der Zeit, um irgendwie mit der Verstrickung zurechtzukommen.
› Vielleicht wechselt es ständig zwischen Idealisierung und totaler Ablehnung hin und her (gute/böse Mutter).
› Es kann die Überlebensstrategien der Mutter übernehmen und sich auf seine Mutter so beziehen, wie diese sich auf ihre eigene Mutter bezogen hat.
› Möglicherweise versucht es permanent, die Mutter vor ihrem Leid zu bewahren, was es natürlich nicht kann.
› Es ignoriert das eigene Leid und den eigenen Schmerz, um der Mutter und anderen Menschen deren Schmerz zu nehmen.
› Es ist in das mütterliche Trauma ständig so verstrickt, als wäre es sein eigenes.
› Es spürt sich selbst und seine eigene Not nicht.
› Alle späteren Beziehungen werden beeinflusst durch die verwirrende anfängliche Symbiose mit seiner Mutter.

Auf diese Weise bleibt das Kind mit seiner Mutter symbiotisch verstrickt und kann nicht wirklich unterscheiden, wer es, losgelöst von seiner Mutter, eigentlich ist. Alle seine späteren Beziehungen werden von dieser Dynamik geprägt: Es ist ständig auf der Suche nach einem Menschen, mit dem die gute symbiotische Verbindung, die es mit der Mutter nie erleben konnte, möglich ist, und gleichzeitig sind alle engen Beziehungen beängstigend, da sie unbewusst an das ursprüngliche Trauma der Liebe erinnern.

Der Vater

Wir verstricken uns auch in die ungelösten Traumata unseres Vaters, doch die Verbindung zu unserem Vater entwickelt sich erst nach der Bindung zu unserer Mutter. Möglicherweise erleben wir unseren Vater bereits, wenn wir noch im Mutterleib sind, hören seine Stimme und so weiter. Doch meistens gehen wir mit unserem Vater erst nach unserer Geburt eine tiefere emotionale Verbindung ein, wenn sich unsere Bindung zur Mutter bereits entwickelt hat, die zu der Zeit für unser Überleben am allerwichtigsten ist.

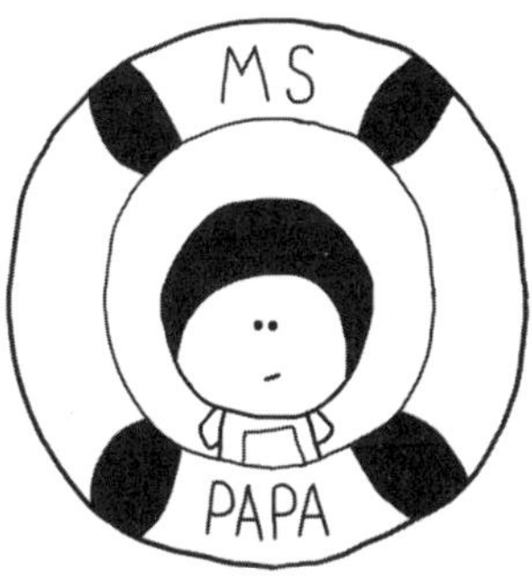

Es ist für den Vater wie für das Kind natürlich wohltuend, wenn sie so bald wie möglich eine gute Beziehung eingehen, doch in Bezug auf das kindliche Gefühl von Sicherheit und den Bindungsprozess ist die Mutter von primärer Bedeutung. Sollte diese Verbindung zur Mutter besonders stark gestört und die Mutter für das Kind nicht wirklich da sein, entwickelt das Kind eine »lebensrettende« Verbindung zum Vater, welche die nicht vorhandene liebevolle Verbindung zur Mutter ersetzen soll. Die beste Situation für das Kind ist es, wenn es von der Empfängnis über die Geburt und die ersten Lebensphasen hinweg eine sichere Bindung zur Mutter hat und zum Vater so bald wie möglich eine gute Beziehung eingehen kann.

Die Beziehung zwischen Mutter und Vater hat ebenfalls Auswirkungen auf das Kind: Wenn die beiden eine gute, liebevolle und geklärte Beziehung führen, fühlt das Kind sich sicherer, als wenn die Beziehung der Eltern weitgehend durch deren Trauma-Überlebensstrategien dominiert wird.

Beide Eltern können ihren Kindern Traumata zufügen, während diese heranwachsen, und diese Traumata tragen dazu bei, dass sich die psychischen Strukturen weiter spalten und die Überlebensstrategien sich weiterentwickeln und perfektionieren. Beim Prozess der Heilung dieser Gespaltenheit und der Integration der Traumata, was mit einer geeigneten Therapeutin oder einem geeigneten Therapeuten erfolgen sollte, müssen auch alle diese späteren Traumata ihren Platz bekommen.

Daher …

… ist Trauma so ein wichtiges Thema.

Um es noch einmal zusammenzufassen:

› Wir haben die natürliche Tendenz, Traumata zu meiden, und die meisten Traumata bleiben unbehandelt und ungelöst.
› Ein Trauma bewirkt, dass die Psyche sich spaltet und daraus ein neues »Selbst« hervorgeht, das Überlebens-Ich.
› Die traumatischen Emotionen und Erfahrungen werden immer mehr in unser Unbewusstes abgedrängt und deswegen ist es so schwer für uns, wieder Zugang dazu zu bekommen.
› Da wir in der ersten Lebenszeit nicht von unserer Mutter getrennt sind, werden wir durch ihre ungelösten Traumata geprägt, wenn wir eine Bindung mit ihr eingehen.
› Ist die Bindungsbeziehung zu unserer Mutter gestört, erleiden wir in unserem frühen, präverbalen Leben ein persönliches Trauma – ein Trauma der Liebe.
› Ein ungelöstes Trauma der Liebe bedeutet, dass wir mit unserer Mutter symbiotisch verstrickt bleiben.
› Das beeinträchtigt uns in unserer Fähigkeit, zu autonomen, zuversichtlichen Erwachsenen heranzuwachsen, die ihr Leben selbst in die Hand nehmen, und folglich auch in unserer Fähigkeit, erfüllte Beziehungen einzugehen.
› Alle späteren Traumata lösen immer auch das ursprüngliche Trauma neu aus.
› Unser ursprüngliches Trauma macht uns anfälliger für spätere Traumatisierungen.

- Die Schwere unseres ursprünglichen Traumas beeinträchtigt uns in unserer Fähigkeit, spätere Traumata zu bewältigen.

Potenziell stehen wir alle unter dem Einfluss früherer Traumata und haben auch alle bis zu einem gewissen Grad ein Trauma der Liebe erlitten.

Ich möchte diesen Tatsachen nicht ausweichen, denn ich glaube, der einzige Weg, an der Integration von Traumata zu arbeiten, besteht darin, uns diesem Thema zu stellen. Als menschliche Wesen haben wir bislang Tausende von Jahren überlebt. Unsere Vorfahren und unsere Familie haben Jahrtausende lang Traumata überlebt – wir Menschen sind sehr gut im Überleben. Nicht so gut hingegen sind wir bislang darin, diese tiefer liegenden Traumata und das traumatische Erbe aufzulösen. Ich glaube, dass wir jetzt dazu imstande sind; vor dem Hintergrund meiner eigenen Arbeit habe ich daran keinerlei Zweifel.

Wir leben in einer Zeit, in der das menschliche Bewusstsein rasch wächst. Und dieses zunehmende Bewusstsein beinhaltet auch diese Möglichkeit. Vor 150 Jahren glaubten wir noch, dass Kinder grundsätzlich böse sind und wir sie kontrollieren, disziplinieren und bestrafen müssten, um sie zu sozialisieren. Manche gingen davon aus, dass Kinder keine emotionalen oder körperlichen Empfindungen haben. Vor gar nicht langer Zeit glaubten noch Viele, dass Kinder körperlich nichts empfinden, und sie wurden oft ohne Narkose operiert. Heute leben wir in einer anderen Zeit, zu der es meiner Überzeugung nach auch gehört, dass wir Traumata bewältigen und Wege finden, Spaltungen zu überbrücken. Vielleicht könnten wir sogar sagen, dass wir gerade angesichts unserer augenblicklichen drängenden sozialen und globalen Probleme umso dringlicher mit uns selbst ins Reine kommen müssen. Wir müssen uns den Auswirkungen von Traumata stellen und schauen, was wir dagegen unternehmen können.

Ich hoffe, wenn Sie die Abläufe und Dynamiken von Traumata jetzt verstehen, können Sie dieses Buch weiterlesen und sich fragen, was Sie selbst für sich in Bezug auf dieses Thema unternehmen können. Denn niemand kann einen anderen Menschen von seinem Trauma heilen. Wirklich autonom sein heißt, dass Sie die Verantwortung für sich und Ihre eigene Heilung übernehmen. Das bedeutet, die Schritte zu unternehmen, die Sie selbst unternehmen können, und einen Therapeuten oder eine Therapeutin zu finden, die diese Sicht versteht.

Die Heilungsaufgabe

Wir wollen uns jetzt anschauen, was es heißt, ein Trauma zu integrieren. Heilung ist ein schrittweiser Prozess, den Sie nicht mit Hochdruck vorantreiben können. Wenn Sie ungeduldig sind, verlangsamt er sich. Jeder Mensch hat seinen eigenen Rhythmus und seine eigene Geschwindigkeit, wenn es um Heilung geht, und zu Ihrer Aufgabe gehört es, dem zu vertrauen. Sie können an diesen Rhythmus und diese Geschwindigkeit nicht nur mit dem Verstand herangehen, denn es spielen viele unbewusste Faktoren mit. Wenn Sie sich innerlich bewusst anzutreiben versuchen, rufen Sie lediglich Ihr Überlebens-Ich auf den Plan, das Sie blockieren wird. Am Ende kämpfen Sie mit sich selbst, statt sich zu verstehen. Wie ein altes Sprichwort sagt: »Man kann die Pferde zum Brunnen führen, aber trinken müssen sie selbst.«

In diesem Abschnitt möchte ich Sie mit den verschiedenen Anteilen Ihres Selbst bekannt machen und aufzeigen, wie diese arbeiten, damit Sie erkennen, wann Ihr Überlebens-Ich die Kontrolle übernimmt, wann sich Ihr traumatisiertes Selbst zeigt und wann Sie angenehm in Ihrem gesunden Ich ruhen. Sie werden erfahren, wie die verschiedenen Anteile Ihres Selbst miteinander in Beziehung stehen und wie sich die Konflikte zwischen ihnen in Ihrem Alltagsleben zeigen.

Die Aufgabe hier ist Selbstbeobachtung. Das heißt *nicht*, dass Sie irgendetwas tun sollen, um das, was tatsächlich geschieht, zu verändern. Vielmehr geht es darum zu verstehen, *wie* Sie agieren. Sie üben sich darin, immer besser wahrzunehmen, wie die Dinge tatsächlich sind. Je besser Sie sich wahrnehmen können, desto besser verstehen Sie sich selbst und desto mehr Selbstbestimmung und Klarheit bekommen Sie über sich. Sie gewinnen dann wieder die Kontrolle über Ihr Leben, statt ein Opfer Ihrer Traumata zu bleiben.

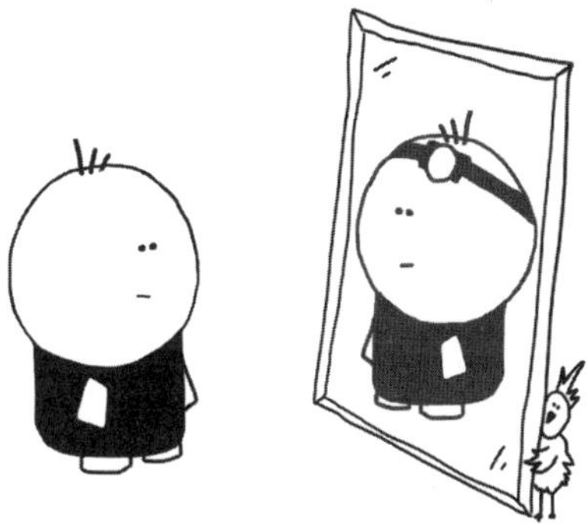

Der generelle Prozess

Schauen wir uns zunächst einmal ganz allgemein an, wie Traumata integriert werden können. Der Prozess besteht darin,

› sich von den Traumata und den Gefühlen anderer abzukoppeln – das heißt, zunehmend wahrzunehmen, welche Ihrer Gefühle wirklich Ihre sind und welche Sie von anderen übernommen haben;

› Ihr eigenes Trauma der Liebe und weitere spätere Traumata zu erkennen und die Spaltungen in Ihrer Psyche zu überbrücken.

Das erreichen Sie auf folgendem Weg:

1. Indem Sie sich Ihre persönlichen Überlebensstrategien bewusst machen,
2. was Ihnen dabei hilft, Ihr gesundes Selbst zu erweitern und zu stärken,
3. was Sie darin unterstützt, Ihre psychischen Spaltungen zu überbrücken, indem Sie sich mit dem Trauma konfrontieren und es durch Fühlen integrieren.

In Bezug auf die ersten beiden Punkte können Sie einige Arbeit selbst leisten, und das wird für Ihre Heilungsreise hilfreich sein. Für den letzten Punkt, die Integration der abgespaltenen Emotionen, brauchen Sie therapeutische Hilfe. Doch das werde ich später noch genauer erläutern. Zunächst einmal müssen Sie, um sich Ihre Überlebensstrategien bewusst zu machen, besser verstehen, wie das gespaltene Selbst arbeitet.

Wie das gespaltene Selbst arbeitet

Wenn wir in unserem Alltagsleben aus unserem gesunden Selbst heraus agieren, sind wir imstande, klar zu denken und gesunde Entscheidungen zu treffen. Oft jedoch agieren wir aus einer Mischung der in verschiedenem Maße mitwirkenden Anteile des gesunden/Überlebens-/traumatisierten Ichs heraus.

Ihre Fähigkeit zur Selbstbeobachtung ist dann gegeben, wenn Sie mit Ihrem gesunden Selbst in Kontakt sind, anstatt sich von Ihrem Überlebens-Ich steuern zu lassen. Das gesunde Selbst ist imstande zur Selbstreflexion, das Überlebens-Ich hingegen nicht.

Wenn Ihr Trauma getriggert wird – und Sie stellen vielleicht fest, dass das häufiger der Fall ist, als Ihnen bislang klar war –, sind Sie nicht so gut imstande, sich selbst zu beobachten. Das müssen Sie nur erkennen. Wenn Ihr Trauma getriggert wird und Sie sich nicht sicher fühlen, wird Ihre Aufmerksamkeit völlig davon in Anspruch genommen, diesen einen bestimmten Moment zu überleben. In solchen Situationen wird Ihr Überlebens-Ich aktiv, und das kennt nur eine Aufgabe: die traumatischen Gefühle zurück ins Unbewusste zu verbannen und Sie mit allen Mitteln von dem abzulenken, was der Auslöser war. In diesem Augenblick setzt sich Ihr Überlebens-Ich über Ihr gesundes Selbst hinweg, und Sie verlieren die Fähigkeit, klar zu denken. Sie reagieren in diesem Moment automatisch, anstatt bewusst auf die Situation einzugehen.

Beispiele für verschiedene Zustände

Die folgenden Diagramme sollen zeigen, wie die verschiedenen Anteile des Selbst in verschiedenen Situationen Einfluss ausüben.

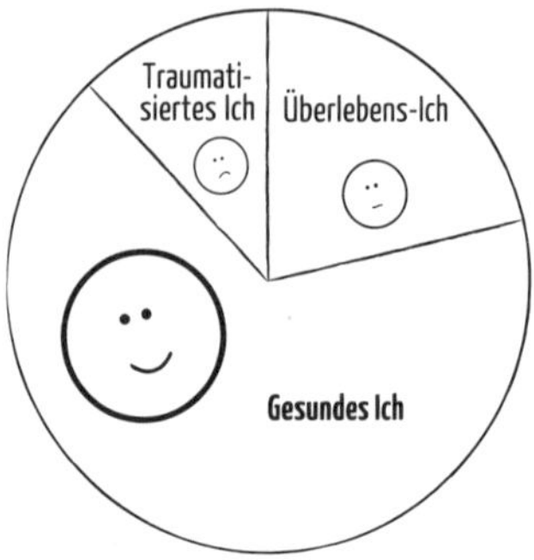

Abb. 7: Das gesunde Selbst dominiert.

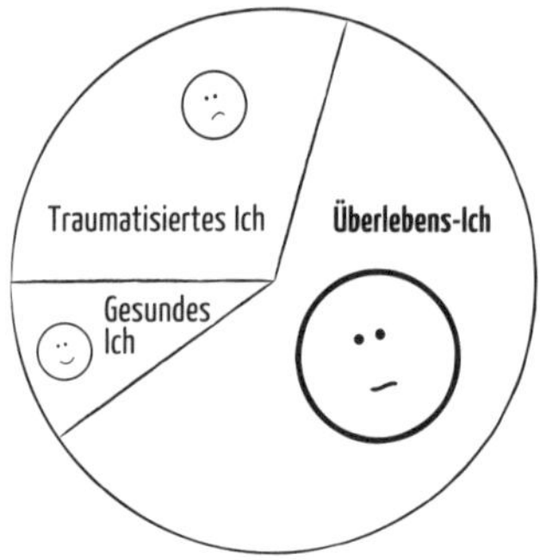

Abb. 8: Das Überlebens-Ich dominiert.

In der ersten Situation (Abb. 7) fühlen wir uns wohl. Wenn uns wohl und behaglich zumute ist, hat das gesunde Selbst die Führung, während das traumatisierte Selbst klein und das Überlebens-Ich relativ ruhig ist.

Anders ist es in dem Moment, in dem das Trauma getriggert wird (Abb. 8). Jetzt versucht das Überlebens-Ich sehr aktiv zu verhindern, dass das Trauma sich seinen Weg ins Bewusstsein bahnt. In dieser Situation überrollt das Überlebens-Ich das gesunde Selbst.

Schließlich kann es zu einer schweren Retraumatisierung kommen (Abb. 9), für deren Bewältigung die augenblicklichen Überlebensstrategien nicht ausreichen. Hier ist das gesunde Selbst zu schwach, das traumatisierte Selbst nimmt den größten Raum ein, und das Überlebens-Ich ist nicht mehr imstande, die Kontrolle zu bewahren.

Im letzten Fall wird sich das Überlebens-Ich in dem verzweifelten Versuch, das traumatisierte Selbst zu kontrollieren

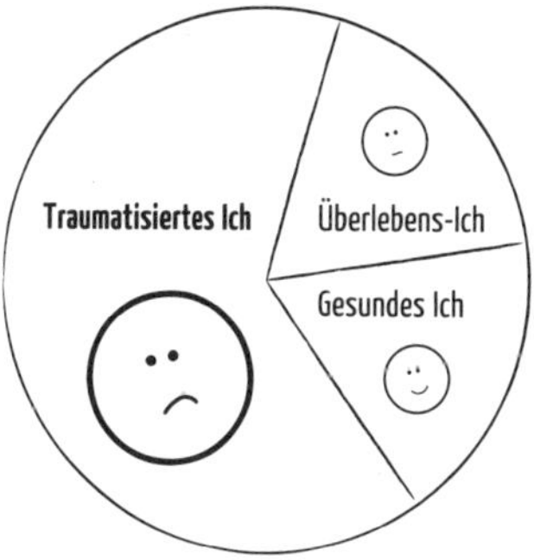

Abb. 9: Situation einer schweren Retraumatisierung: Das traumatisierte Selbst ist dominant, die Überlebensstrategien versagen.

und noch bessere Strategien zu entwickeln, erneut spalten, um die Kontrolle über die traumatische Situation wiederzuerlangen. Wir werden uns das in dem Abschnitt über weitverbreitete Überlebensstrategien noch genauer ansehen.

Struktur und Prozess verstehen

Im Laufe der Zeit wird die infolge eines Traumas gespaltene Psyche immer unflexibler und strukturierter. Je traumatisierter und damit anfälliger für weitere Traumatisierungen wir sind, desto starrer wird diese Struktur, da das Überlebens-Ich mit seinen Versuchen fortfährt, an den Spaltungen festzuhalten. Doch obwohl sich unsere psychische Struktur nach einem Trauma bis zu einem gewissen Grad verfestigt, befinden wir uns immer im Prozess. Es kommt also selten vor, dass wir ganz der eine oder andere Anteil des Selbst sind. Vielmehr sind wir immer eine Mischung aus allen, doch die Beweglichkeit unseres Prozesses wird eingeschränkt durch unsere psychische Gesamtstruktur. Unser Erleben ist traumabedingt eingleisiger und weniger im Fluss.

Sich selbst kennenlernen

Wenn wir uns selbst besser kennenlernen wollen, schauen wir uns am besten einmal die Eigenschaften und Gewohnheiten der verschiedenen Anteile des Selbst an. Wir beginnen mit unserem gesunden Ich, denn das ist das Selbst, das wirklich weiß, was Sache ist. Es gerät durch die anderen Anteile allerdings manchmal in Verwirrung.

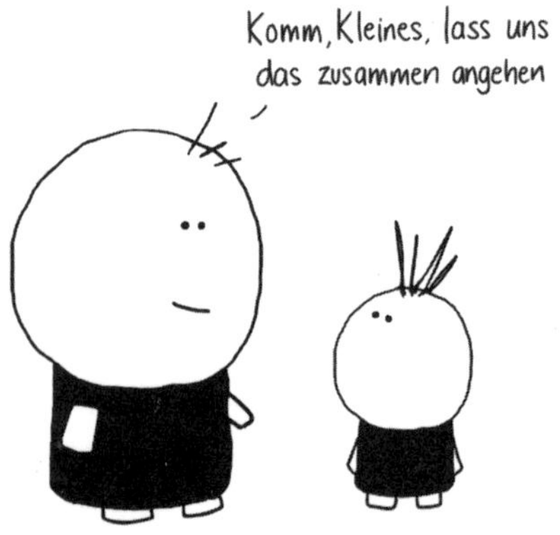

Das gesunde Selbst

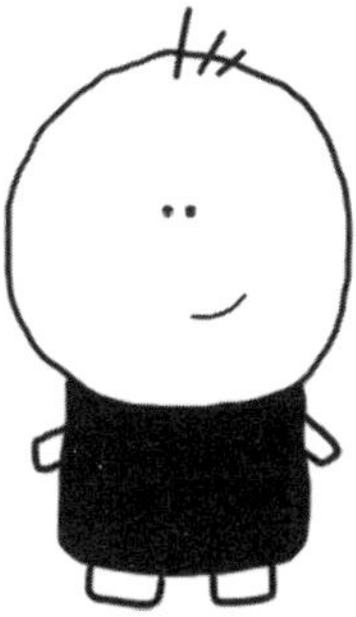

Wenn Sie in Ihrem gesunden Selbst verankert sind, wissen Sie das. Sie sind dann imstande, klar zu denken, gute Entscheidungen zu treffen, die Wahrheit und sich selbst zu respektieren. Sie fühlen sich wohl mit sich. Sie sind effektiv, erfüllt und entspannt und können mit anderen in Beziehung sein und, je nach Situation, eine ganze Reihe von Emotionen empfinden. Gefühle wie Traurigkeit, Kummer, Ärger und Angst sind der jeweiligen Situation angemessen und dem gesunden Anteil in uns zugänglich.

Zu den allgemeinen Eigenschaften unseres gesunden Selbst zählen:

› die Fähigkeit zu Selbstreflexion und Selbsterkenntnis
› die Fähigkeit, moralisch und ethisch zu denken und zu handeln
› das Interesse an der Realität, an Wahrheit und Klarheit
› sich der jeweiligen Situation angemessen zu verhalten
› gesunde und uns zuträgliche Wünsche und Bedürfnisse zu haben

- klar zu denken
- Beziehungen zu anderen einzugehen, ohne das Gefühl für die eigene Individualität zu verlieren
- gute Beziehungen zu gestalten
- Beziehungen, die ungesund oder zerstörerisch sind, als solche zu erkennen und aufzugeben
- Kontakt und Verbundenheit mit anderen zu pflegen
- in intimen Situationen präsent zu bleiben
- eine ganze Reihe von Emotionen zu empfinden, die eine gesunde Antwort auf augenblickliche Ereignisse sind
- gesunde Gefühle von Schuld und/oder Scham zu entwickeln, die der augenblicklichen Situation angemessen sind
- sich gut an die Vergangenheit erinnern zu können
- präsent zu sein

Vielen von uns stehen diese Eigenschaften nicht oft zur Verfügung. Der Grund dafür kann sein, dass man überwiegend aus dem Überlebens-Ich heraus lebt. Wenn Sie nicht präsent sein können, wird diese Fähigkeit wahrscheinlich durch ein unterschwelliges Trauma beeinflusst.

Wenn Sie sich in Selbstbeobachtung üben, hilft Ihnen das, diesen gesunden Anteil Ihres Selbst zu stärken. Wenn Sie wissen, wann Sie aus Ihrem gesunden Selbst heraus agieren, ist das bereits als solches hilfreich. Vor allem lernen Sie dadurch zu erkennen, wann das nicht der Fall ist.

Das traumatisierte Selbst

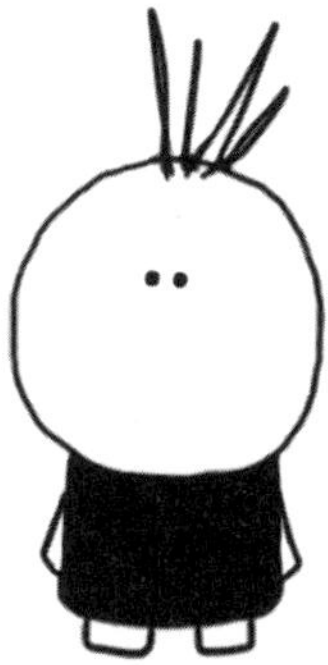

Das traumatisierte Selbst hat mehrere wichtige Eigenschaften:

- Es ist in der Zeit erstarrt und agiert deshalb immer auf der Altersstufe, in der das Trauma stattfand.
- Daher gibt es für jedes erlittene Trauma (in unterschiedlichen Lebensaltern) ein anderes »traumatisiertes Selbst«.
- Das »traumatisierte Selbst«, das ein Trauma der Liebe erlitten hat, ist sehr jung, meistens präverbal oder sogar vorgeburtlich.
- Dieses traumatisierte Selbst ist eine Verkörperung von Emotionen.
- Es ist oft wortlos.
- Es ist extrem verletzlich und reagiert schnell hilflos.
- Es fühlt sich schnell überwältigt.
- Der emotionale Ausdruck des Traumas wurde abgeschnitten und ist unvollständig geblieben (erstarrt, bevor es sich vollständig ausgedrückt hat).
- Es ist ständig auf der Suche nach einer Möglichkeit, um den Ausdruck/die Erfahrung zum Abschluss zu bringen.

Das Überlebens-Ich hat die Aufgabe, dieses traumatisierte kindliche Selbst zu ignorieren und zu unterdrücken, und in unserem Alltagsleben sind wir häufig von dieser Verleugnung und Unterdrückung in Anspruch genommen. Zu Beginn unseres Lebens bestand die Aufgabe darin, in der Umgebung, in die wir hineingeboren wurden, zu überleben und eine Verbindung zu unserer Mutter und unserem Vater einzugehen, die uns das Überleben ermöglichte. Diese Aufgabe erforderte Kompromisse, die oft so aussahen, dass wir alle Anteile des Selbst, die in diesem Umfeld nicht akzeptabel waren, unterdrückt haben.

Während meiner Arbeit habe ich oft erlebt, wie das traumatisierte Selbst uns ängstigt, doch wenn wir einmal zulassen, dass es zum Ausdruck kommt (was meistens nicht sehr lange braucht), können wir es leicht integrieren. Das Problem ist vor allem die vorweggenommene Erwartung dieses Moments und nicht der Moment selbst. Aufgrund dieser Erwartung hat sich die Arbeit mit Traumata als schwierig erwiesen, und diese Phase der Heilung, die Überbrückung der Spaltungen, erfolgt am besten mit angemessener therapeutischer Unterstützung. Unser angeborener Impuls, die Konfrontation mit dem Trauma zu meiden, macht es oft sehr schwierig, wenn nicht unmöglich, diesen Schritt selbst zu tun.

Das ursprüngliche traumatisierte Selbst ist ein Kind, ein verängstigtes, hilfloses, überwältigtes kleines Wesen. Ein Kind, gegen das sich alle verschworen haben und das sich ausgeschlossen und alleine fühlt – auch von Ihnen im Stich gelassen, weil der Überlebensimpuls das verlangte.

Wie Sie Ihr traumatisiertes Selbst erkennen

Wenn Ihr traumatisiertes Selbst zum Vorschein kommt, passieren mehrere Dinge. Vor allem tritt sofort Ihr Überlebens-Ich in Aktion. In gewisser Weise können wir also sagen, der sicherste Hinweis dafür, dass Ihr Trauma erneut getriggert wird, ist, dass Ihr Überlebens-Ich aktiv wird. Bestimmte Erfahrungen sind aber dem traumatisierten Selbst zuzurechnen, und es ist nützlich, diese zu verstehen und zu erkennen. Dazu gehört:

- sich hilflos und überwältigt zu fühlen,
- sich verletzlich und/oder unsicher zu fühlen,
- leicht in Tränen auszubrechen oder aggressiv zu werden,
- in Panik zu geraten,
- sich ängstlich zu fühlen – wenn Ihr Überlebens-Ich das zulässt; oft wird unsere Angst überrollt von den Überlebensstrategien, sodass wir sie nicht spüren,
- sich jünger zu fühlen, als Sie tatsächlich sind, manchmal sogar sehr jung,
- sich wie erstarrt zu fühlen und unfähig zu handeln,
- abzudriften.

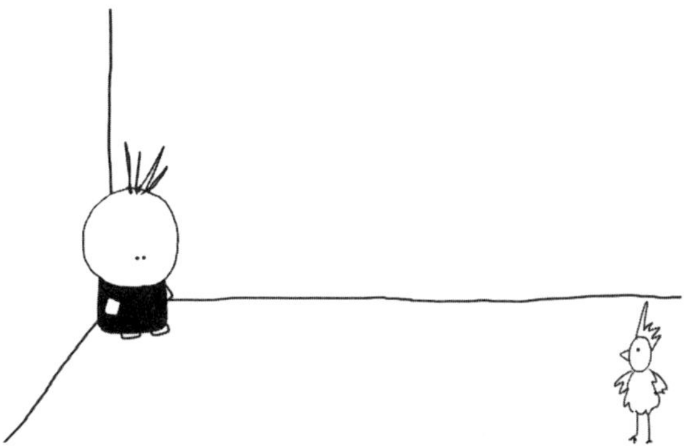

Was Sie in diesem Moment tun können:

› zulassen, dass Ihre Überlebensinstinkte die Regie übernehmen – schließlich hat das in der Vergangenheit immer funktioniert und in gewisser Weise haben Sie gar keine Wahl, weil das sowieso passiert;
› einen sicheren Ort finden, weg von dem, was auch immer gerade passiert;
› sich selbst Zeit und Raum geben, um sich zu erholen;
› behutsam mit sich umgehen; in diesem Augenblick kommen Sie dem sehr kleinen, traumatisierten Kind in sich ganz nahe;
› vorsichtig sein in Bezug auf die Absichten anderer – versuchen Sie, nur mit Menschen zusammen zu sein, bei denen Sie sich wirklich sicher fühlen (Sie können sich, wenn Sie in Ihrem gesunden Selbst sind, die Menschen merken, bei denen Sie sich in Zeiten, wo Ihr Trauma getriggert wird, sicher fühlen);
› vielleicht sind Sie am besten mit sich allein;
› machen Sie sich bewusst, dass Sie jetzt nicht klar urteilen können. Treffen Sie also keine Entscheidungen und handeln Sie nicht überstürzt, bis Sie sich sicherer und weniger getriggert fühlen und mehr Kontakt zu Ihrem gesunden Selbst haben – unterschreiben Sie keine Papiere!

Wird Ihr traumatisches Selbst sehr stark getriggert, können Sie möglicherweise nichts anderes tun, als mit den Strategien des Überlebens-Ichs mitzugehen. Ihre Hilflosigkeit kann dann so groß sein, dass Sie nicht imstande sind, auf andere Optionen zurückzugreifen. Meistens jedoch agieren Sie auf der

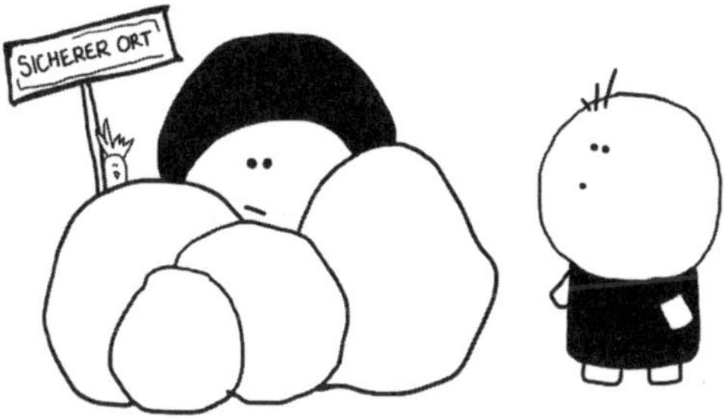

Grundlage einer Mischung von unterschiedlichen Anteilen des Selbst, und das gesunde Ich ist Ihnen so weit zugänglich, dass Sie eine oder mehrere der zuvor beschriebenen Strategien anwenden können, um sich zu schützen.

Die gefährlicheren Überlebensstrategien

Wie wir im Abschnitt über das Überlebens-Ich noch sehen werden, sind unsere Überlebensstrategien paradoxerweise manchmal gefährlich für uns. Wenn unser Trauma getriggert wird, können wir zu selbstzerstörerischem Verhalten Zuflucht nehmen, in Süchte verfallen, uns selbst körperlich verletzen, uns in Zwangshandlungen oder in extremes Essverhalten hineinsteigern. Diese Verhaltensweisen können, wenn man sie fortsetzt, sogar tödlich enden. Doch in dem entsprechenden Augenblick setzt die betroffene Person sie als Überlebensstrategie ein, *weil* sie sich nicht sicher fühlt. Wie gefährlich diese Verhaltensweisen langfristig auch sein mögen, in kritischen Momenten verschaffen sie der oder dem Betroffenen eine gewisse Erleichterung. Ich möchte Menschen, deren Überlebensmodus dieses Stadium erreicht hat, dringend nahelegen, baldmöglichst einen geeigneten Traumatherapeuten zu finden.

Das Überlebens-Ich

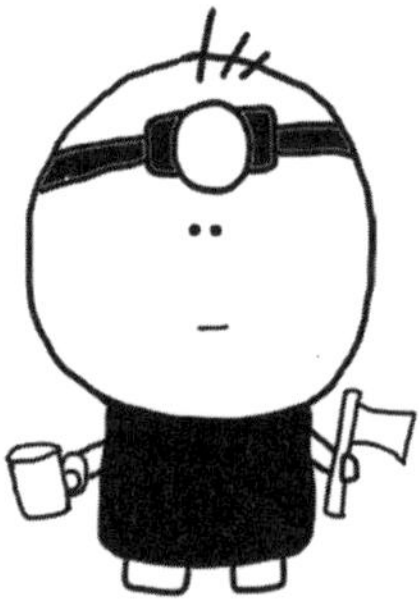

Das neue Selbst, das im Augenblick des Traumas entsteht, ist nicht unser wahres Selbst; seine einzige Funktion besteht darin, die traumatische Erfahrung von unserem Bewusstsein fernzuhalten. Darüber hinaus hat es nur begrenzte Fähigkeiten, sich selbst zu reflektieren, moralisch zu handeln oder das Damals vom Heute zu unterscheiden. Nach dem Traumaerlebnis fährt das Überlebens-Ich fort, Strategien zu entwickeln und zu verfeinern, die der Aufgabe dienen, das Ereignis aus dem Bewusstsein zu verbannen. Da viele von uns in der frühesten Zeit ihres Lebens ein Trauma der Liebe erlitten haben, an das wir uns überhaupt nicht erinnern können, begannen diese Strategien sich bereits damals zu entwickeln und scheinen zu dem Menschen, der wir sind, dazuzugehören.

Für die Arbeit mit Ihrem Trauma ist es von entscheidender Bedeutung, dass Sie diese Strategien erkennen.

Es gibt drei Ebenen von Überlebensstrategien, die ich als primäre, sekundäre und tertiäre Überlebensstrategien bezeichne.

Primäre Überlebensstrategien

Sie kommen im Augenblick der Traumatisierung sofort zum Einsatz. Es handelt sich hier im Wesentlichen um Dissoziation und Spaltung. Dissoziation ist der Prozess, durch den die Spaltung erfolgt. Dissoziation kommt und geht, während die Spaltung, wenn sie erst einmal erfolgt ist, bleibt. Dissoziation ist ein fließender Prozess, eine Spaltung hingegen verfestigt sich.

Dissoziation steht uns folglich als Strategie für die Vermeidung von Traumagefühlen immer zur Verfügung. Der Prozess der Spaltung kann sich noch einmal wiederholen, wenn ein späteres Ereignis so überwältigend für uns ist, dass unsere augenblicklichen Strategien nicht greifen. Weitere Spaltungen sind die Folge.

Sekundäre Überlebensstrategien

Auf dieser Ebene stellen die angewendeten Strategien »kreative« Reaktionen auf Situationen dar, in denen Sie an Ihr Trauma erinnert werden könnten. Diese Strategien können sogar zu »persönlichen Gewohnheiten« werden. Dazu gehören Formen wie:

› Vermeidung
› Verleugnung
› Ablenkung
› Kontrolle
› Kompensation
› Festhalten an illusionären Gedanken und Fantasien

Diese Verhaltensweisen werden dann zu grundlegenden Merkmalen vieler unserer alltäglichen Aktivitäten. Tatsächlich kann jede Aktivität, die wir verfolgen, eine Überlebensstrategie sein, wenn ihre Funktion darin besteht, das Trauma zu vermeiden. Eine Frage, die wir uns stellen können, wenn wir an solche Aktivitäten denken, lautet: Hat das, was ich gerade tue, den Zweck, etwas zu vermeiden, das mich ängstigt oder stört?

Beispiele für Aktivitäten, die als Überlebensfunktion dienen können, sind:

› übermäßiges Arbeiten
› vermeiden von Beziehungen und intimem Kontakt
› Selbstkontrolle
› Kontrolle anderer
› manipulatives Verhalten
› zu viel Fernsehen/Computer/Spiele
› essen, naschen, zwanghaftes Essen, hungern
› Alkohol trinken
› Zigaretten rauchen oder Medikamente konsumieren
› Konflikte vermeiden
› ständig Konflikte anzetteln
› in illusionären Gedanken und Fantasien schwelgen, zum Beispiel darauf bestehen, dass alles gut ist, wie es ist, und dass man eine glückliche und unbelastete Kindheit hatte
› der ständige Versuch, der eigenen Mutter (oder dem Vater) zu gefallen, ihr/ihm und anderen Menschen zu helfen oder sie zu retten
› einkaufen
› exzessiver Kaffeekonsum

› schlafen – ja, selbst schlafen oder sich müde fühlen, kann als Vermeidung dienen

Sie können hier Aktivitäten vermerken, die Ihnen zusätzlich einfallen und die für Sie typisch sind:

Es ist jedoch nicht so, um es noch einmal zu wiederholen, dass diese Aktivitäten als solche zwangsläufig schädlich oder gefährlich sind. Der Zweck und die Funktion der Aktivität interessieren uns hier.

Und es bedeutet auch nicht, dass Sie damit aufhören sollten oder ein schlechtes Gewissen haben müssen, wenn Sie diesen Aktivitäten nachgehen. Betrachten Sie diese Aufzählung als reine Information. Für die weniger offensichtlich schädlichen Aktivitäten wie Schlafen oder Einkaufen gilt, dass Sie diesen oft auch einfach um ihrer selbst willen nachgehen. Wir müssen schlafen und wir müssen einkaufen, das gehört zu unserem Alltag dazu. Nur wenn Schlafen oder Einkaufen der Vermeidung schwieriger Gefühle dient, können wir es zu den Überlebenstaktiken zählen.

Es geht hier also darum, die Abläufe in Ihrem Leben zu *verstehen*, nicht um sie zu manipulieren und zu verändern, sondern weil dieses Verstehen Veränderung bewirkt. Wenn Sie etwas wirklich verstehen, verändert es sich dadurch.

Tertiäre Überlebensstrategien

Für viele von uns gilt, dass unsere Überlebensstrategien uns zwar behindern und uns vor Herausforderungen stellen, sie sind aber nicht akut gefährlich für uns.

Strategien, die ursprünglich entstanden, um unser Leben zu retten und die traumatische Situation zu überleben, können jedoch auch zur Gefahr für unser Leben werden. Wir werden dann für uns selbst zum Angreifer.

Eine einfache Richtlinie ist hier: Je schwerwiegender die Überlebensstrategien sind, desto schwerwiegender ist das Trauma im Hintergrund.

Die traumatisierte Familie überleben

Wenn Sie sich an die Kategorie des traumatisierten Bindungssystems im Abschnitt über verschiedene Arten von Traumata erinnern, so gilt hier, dass die Überlebensstrategien in solch einer Familie schwerwiegende, ja sogar verrückte Formen annehmen können und das Kind ähnliche Überlebensstrategien in seinem Verhalten entwickelt.

Ich habe mit Menschen gearbeitet, die denken, sie seien sexuell missbraucht worden, ohne sich an ein entsprechendes Erlebnis erinnern zu können, weswegen sie diese Gedanken nicht einordnen können. Die Lösung dieses Rätsels kann darin bestehen, dass die Mutter, der Vater oder die Großmutter dieser Person missbraucht wurde. Natürlich kann es auch sein, dass unser Überlebens-Ich die eigenen Missbrauchserinnerungen verschleiert. Die traumatherapeutische Arbeit muss also hier sehr behutsam und aufmerksam erfolgen. Wir können uns an alles erinnern, was uns tatsächlich passiert ist, weil alle unsere Erfahrungen entweder in unserem kognitiven Gedächtnis oder in unserem Körpergedächtnis gespeichert sind, und durch gute therapeutische Arbeit können solche Erinnerungen mit der Zeit an die Oberfläche kommen.

Ein Beispiel dafür wäre ein Kind, das von einer Mutter geboren wurde, die traumatisiert ist und aus einem traumatisierten Familiensystem stammt. Diese Mutter ist mit einem Mann verheiratet, der ebenfalls traumatisiert ist und aus einem Familiensystem kommt, in dem Inzest passiert ist (was dann ebenfalls ein traumatisiertes Familiensystem ist). Unter diesen Umständen ist die Bindung des Kindes zur Mutter traumatisierend, da diese emotional nicht verfügbar ist, und das Kind ist durchaus in Gefahr, vom Vater emotional oder gar sexuell missbraucht zu werden, der damit möglicherweise sein eigenes Trauma ausagiert. Die Mutter kann den Vater aufgrund ihres eigenen Traumas nicht klar wahrnehmen und »sieht« somit auch nicht das Missbrauchspotenzial, vielleicht verbündet sie sich unbewusst sogar mit ihrem Mann. Es kann aber auch sein, dass der Vater den eigenen Missbrauch nicht wiederholt; manche Menschen können es vermeiden, die eigenen traumatischen Erfahrungen mit ihren Kindern zu wiederholen. Trotzdem wird sich das Kind unbewusst mit dem traumatischen Hintergrund beider Eltern verbinden und die Überlebensstrategien seiner Eltern kopieren, um die eigenen Erfahrungen zu bewältigen.

Im Falle wiederholter Traumatisierungen, wie in einer Kindheit, die von Missbrauch geprägt ist, sind die primären und sekundären Überlebensstrategien ständig einem bestimmten Druck ausgesetzt (denken Sie daran: bei allen späteren Traumata werden immer auch die vorigen wieder ausgelöst). Jede traumatische Situation bewirkt, dass unser Überlebens-Ich sich noch mehr spaltet und weitere Strategien entwickelt in dem Versuch, die traumatische Erfahrung aus dem Bewusstsein zu verbannen. Diese Strategien werden in zunehmendem Maße dafür eingesetzt, Gefühle und das Bewusstsein generell zu betäuben, um aufkommenden Schmerz, Verzweiflung und Hoffnungslosigkeit nicht fühlen zu müssen.

Es ist das Verrückte und Paradoxe an dieser tertiären Ebene des Überlebens, wo wir zum Angreifer der eigenen Person werden, dass die Strategien hier lebensbedrohlich werden, obwohl ihr ursprüngliches Ziel darin bestand, unser Überleben zu sichern. Wir sollten uns aber auch daran erinnern, dass Familien, die über Generationen hinweg traumatisiert wurden, immer mit diesem Paradoxon zu kämpfen haben, ohne sich ihm jemals zuzuwenden. Die Überlebensstrategien haben sich im Laufe der Zeit immer weiterentwickelt und werden zunehmend komplexer. Zu den Überlebensstrategien auf dieser tertiären Ebene gehören:

- die Sucht nach allen Arten von stimmungsaufhellenden/bewusstseinsverändernden Substanzen (Drogen, Medikamente, Alkohol)

› schwere Essstörungen (Bulimie, Anorexie, Adipositas)
› aktive Selbstverletzung (Ritzen, Selbstverleugnung und selbstzerstörerisches Verhalten)
› Zwangsverhalten
› schwere psychische Störungen (Schizophrenie, Bipolare Störung, Depressionen, Psychosen)
› riskante und gefährliche Verhaltensweisen
› Zuflucht nehmen zu körperlichen Erkrankungen
› Selbstmordtendenzen und -fantasien
› Selbstmord

Zum Dilemma einer schwer traumatisierten Person gehört es auch, dass in dem Maße, wie ihr Überlebens-Ich ihre Gefühle zu dämpfen und sogar abzutöten versucht, auch ihre guten Gefühle gedämpft und abgetötet werden. Um das zu kompensieren und sich Erleichterung und angenehme Gefühle zu verschaffen, nehmen viele Betroffene Zuflucht zu Drogen und Alkohol. Und diese Sucht wird dann in wachsendem Maße zu einer Quelle der Linderung wie auch zur Vermeidung der unangenehmen und beängstigenden Gefühle.

Es gibt jedoch einen Ausweg:
› Begreifen Sie diese Aktivitäten als das, was sie sind: Versuche der Vermeidung und Verleugnung der mit dem Trauma verbundenen Schmerzen, zu denen wahrscheinlich tiefe Gefühle von Verzweiflung, Ohnmacht und Hoffnungslosigkeit gehören, wie sie mit dem frühen Trauma der Liebe und der Verstrickung mit den Traumata anderer Personen einhergehen.

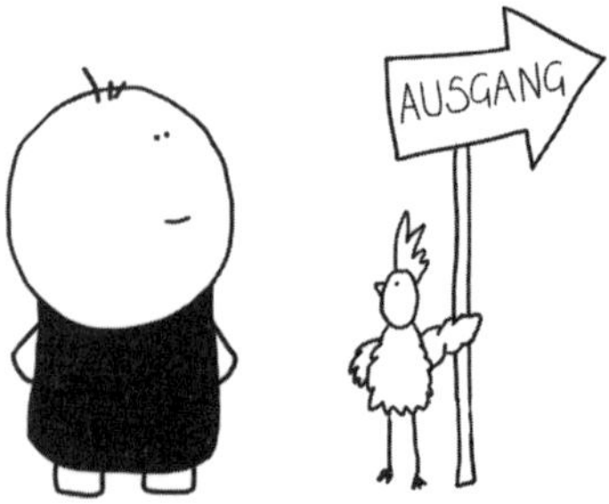

- Erkennen Sie, dass Sie, wenn Sie einige dieser Aktivitäten verfolgen, die Last eines persönlichen Traumas mit sich herumtragen.
- Betrachten Sie diese Informationen als Aufruf zum Handeln: Finden Sie eine Therapeutin, die mit dieser Denkweise vertraut ist, und arbeiten Sie daran, die Traumata aufzulösen und die abgespaltenen Anteile zu integrieren.
- Lassen Sie sich dabei von dem wachsenden Verständnis und dem Bewusstsein der Zusammenhänge unterstützen, das Ihnen dieses Buch vermittelt.

Unser Überlebens-Ich hat uns zu einem bestimmten Zeitpunkt über das schreckliche Erlebnis des Traumas hinweggerettet. Damals standen wir dieser Erfahrung völlig schutz- und hilflos gegenüber und unser Leben schien an einem dünnen Faden zu hängen. Doch das gilt heute in vielen Fällen nicht mehr.

Trotz Ihrer Erfahrung, sich hilflos und als Opfer zu *fühlen*, leben Sie heute vermutlich in anderen Lebensumständen: Auch wenn Sie sich hilflos fühlen, Sie sind es meist nicht wirklich. Sie *können* die Entscheidung treffen, sich Hilfe zu suchen. Sie können Ihre Dilemmata auflösen und die Kontrolle über Ihr Leben zurückgewinnen. Doch nur Sie können das tun. Sie können nicht auf Rettung warten oder davon ausgehen, dass andere Sie retten. Sie müssen sich selbst retten. Sie müssen den Entschluss fassen und aus Ihrem gesunden Selbst heraus eigenständig handeln.

Aber erwarten Sie dann nicht, dass Ihre Therapeutin Sie retten wird. Das ist nicht ihre Aufgabe. Aber sie kann Ihnen den Raum und eine Methode zur Verfügung stellen, die den Rahmen bilden, in dem Sie Ihr Trauma integrieren können. Und Sie können dabei helfen, indem Sie anfangen, sich und Ihr Leben in diesem Bezugsrahmen zu sehen, Ihre Überlebensstrategien erkennen, Ihr gesundes Selbst schätzen lernen und unterstützen, indem Sie Ihrem traumatisierten Selbst so begegnen, wie es wirklich ist: ein ganz kleines Kind, das hilflos und verängstigt ist. Die Verachtung für diese Seite von uns ist eine weit verbreitete Überlebensstrategie. Wenn Sie diese jedoch *verstehen*, können Sie sich selbst Mitgefühl entgegenbringen.

Die drei Anteile des Selbst

Die Beziehungsdynamik zwischen den drei Anteilen des Selbst ist einfach:

- Das traumatisierte Selbst sehnt sich danach, erkannt zu werden, sich auszudrücken und die Erfahrung zum Abschluss zu bringen, und damit steht es ständig im Konflikt mit dem Überlebens-Ich.
- Das gesunde Selbst hat ähnliche Ziele wie das traumatisierte Selbst, es sehnt sich nach Integration, Ganzheit, Auflösung und innerem Frieden und steht damit ebenfalls im Konflikt mit dem Überlebens-Ich und seinen Strategien.
- Das Überlebens-Ich hat nur ein Ziel vor Augen: Es will die Spaltungen aufrechterhalten.

Jeder Mensch ist also innerlich ambivalent und mit sich im Konflikt, wenn er eine Therapie beginnt. Das ist ganz natürlich. Hilfreich ist, wenn Sie das allmählich verstehen und zuversichtlicher werden und sich selbst ein Versprechen geben:

> Versprechen Sie Ihrem traumatisierten Selbst, dass Sie die notwendige Arbeit tun werden.

Gefühle ...
zu wem gehören sie?

Die wichtigste Aufgabe bei der Auflösung symbiotischer Verstrickungen ist in der Frage enthalten:

»Was von dem, was ich emotional erlebe, gehört wirklich zu mir, und was habe ich durch meine Bindung zu meiner Mutter und zu meinem Vater übernommen – gehört also eigentlich zu einer anderen Person?«

Selbst wenn wir uns diese Frage nur stellen, kann das bereits erhellend sein. Sie bringt uns sofort zu dem Gedanken, dass nicht alles, was wir fühlen, tatsächlich auch zu uns gehört, vor allem dann nicht, wenn wir schon früh unser eigenes Selbst aufgeben mussten, um in der Beziehung zu Mutter und Vater bleiben zu können. Wie kann ich dann erkennen, was meine eigenen Gefühle sind?

Hier ein einfacher Fragebogen, der Ihnen helfen kann, das zu klären:

› Ist dieses Gefühl *mein* Gefühl, oder verwechsele ich es möglicherweise mit dem meiner Mutter oder meines Vaters?
› Ist das, *was* ich fühle, den augenblicklichen Ereignissen angemessen?

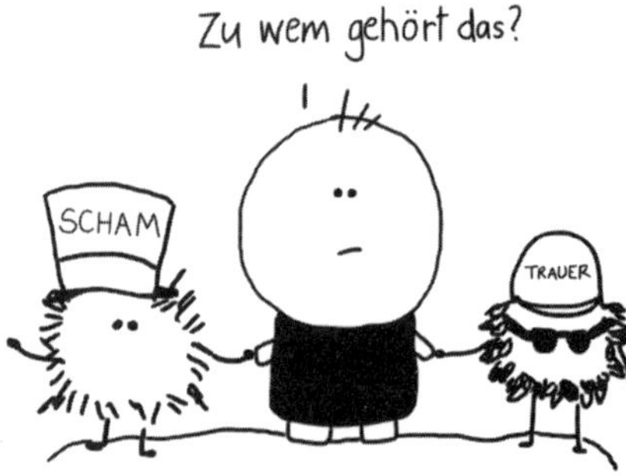

- Ist die *Stärke* meiner Gefühle den augenblicklichen Ereignissen angemessen, oder geht sie darüber hinaus?
- Habe ich dieses Gefühl oft?
- Habe ich dieses Gefühl oft, ohne dass es einen greifbaren Anlass zu geben scheint?
- Ist dies ein Gefühl, das meine Mutter/mein Vater offensichtlich oft empfunden (oder vermieden) haben?
- Gibt es im Leben meiner Mutter/meines Vaters mir bekannte Ereignisse, für die dieses Gefühl angemessen sein könnte?
- Gibt es noch weiter zurückliegende, mir bekannte Ereignisse (zwei bis vier Generationen zurück), für die diese Gefühle angemessen sein könnten?

Mit der Beantwortung dieser Fragen fangen Sie an, anders zu denken und die Idee zuzulassen, dass sich Ihre Gefühle mit den unausgedrückten Traumagefühlen anderer Personen vermischen könnten und dass das über mehrere Generationen hinweg passiert sein kann. Vergegenwärtigen Sie sich noch einmal die Geschichte in dem Absatz über das Trauma der

Liebe, um ein besseres Gespür dafür zu bekommen, wie das vor sich gegangen sein könnte.

Vielleicht haben Sie das Gefühl, nicht alle Fragen beantworten zu können. Betrachten Sie sie als potenziellen Anreiz für Ihr weniger bewusstes Selbstgefühl und schauen Sie, welche Antworten Ihnen spontan kommen.

Und selbst wenn Ihre Antwort auf die Frage »Sind meine Gefühle den augenblicklichen Umständen angemessen?« »Nein« lautet, heißt das nicht, dass Sie diese Gefühle nicht haben. Da wir unsere Traumagefühle abspalten, um zu überleben, sind die Gefühle, die mit *Ihrem* Trauma verbunden sind, tatsächlich Ihre. Und da das Trauma der Liebe im Wesentlichen prä-verbal und vor der Entwicklung des Erinnerungsvermögens passiert, wissen Sie vielleicht wirklich nicht, wie die Antwort auf diese Frage lautet. Es *ist* jedoch möglich, dass Ihnen Antworten auf diese Fragen kommen, die sich für Sie richtig anfühlen. Und da es in diesem Buch nicht darum geht, die Spaltungen zu überbrücken, sondern Ihnen lediglich zu mehr Verständnis und Einsicht zu verhelfen, hoffe ich, dass Sie genau dadurch die richtige Hilfe finden.

Gefühle und Trauma

Wir verstehen unsere Gefühle besser, wenn wir uns klarmachen, dass Gefühle selbst als Überlebensstrategie dienen können. Es ist möglich, dass manche Gefühle genau die Funktion haben, uns von anderen Gefühlen abzulenken. Ich spreche hier von »Ersatz«-Gefühlen, weil diese Gefühle als Ersatz für die tieferen, schmerzlicheren Gefühle dienen.

Ich weiß zum Beispiel aus meiner eigenen Vergangenheit und Erfahrung, dass es lange Zeit wenig brauchte, um mich zu einem hilflosen, schniefend weinenden Häufchen Elend zusammenschrumpfen zu lassen. Ich konnte das nicht abstellen, und manchmal hielt dieser Zustand stundenlang an. Es schien dafür nie eine Lösung zu geben, und diese Zustände waren höchst unbefriedigend und unterlagen nicht meiner Kontrolle. Es war oft sehr schwer zu verstehen, warum ich mich so fühlte. Ich empfand mich dann immer als dünnhäutig, ein wenig dümmlich, verwirrt und beschämt. Heute weiß ich, dass diese Art zu weinen mich vor stärkeren, eindeutigeren Gefühlen schützte, die ich instinktiv fürchtete.

Viele Frauen machen ähnliche Erfahrungen. Bei Männern sieht das eher so aus, dass sie plötzlich und scheinbar ohne jeden Grund aggressiv und ärgerlich werden und »die Nerven verlieren«. (Das sind natürlich grobe Verallgemeinerungen.

Manche Frauen mögen auch Zuflucht zu aggressivem Verhalten nehmen, während manche Männer sich in endloses missmutiges Weinen flüchten oder sich depressiv fühlen.)

Eine gute Frage, die Sie sich an diesem Punkt stellen können, lautet:

»Was helfen diese Gefühle
mir möglicherweise zu vermeiden?«

Hier einige Informationen über Gefühle und Trauma. Unser Ausdruck von Emotionen lässt sich in zwei Kategorien fassen: gesunde Gefühle und Überlebensgefühle.

Gesunde Gefühle …

› sind der jeweiligen Situation angemessen,
› haben einen Anfang, einen Höhepunkt und ein Ende,
› dauern nur wenige Minuten,
› hinterlassen die Gewissheit, damit durch und bereit für den nächsten Schritt zu sein,
› beziehen das ganze Selbst, den Körper und die Psyche ein,
› sind verbunden damit, dass wir uns für diesen Augenblick innerlich ganz fühlen.
› Die zum Ausdruck kommende Emotion ist klar als eine bestimmte Qualität erkennbar (zum Beispiel Trauer, Wut, Entsetzen, Angst, Ekel, Liebe).

Überlebensgefühle hingegen …

› haben nicht eindeutig nur mit der augenblicklichen Situation zu tun,

- scheinen hochzukommen und abzunehmen, ohne jedoch einen Höhepunkt oder ein klar erkennbares Ende zu haben,
- halten oft lange an, ohne sich aufzulösen,
- hinterlassen ein Gefühl von Erschöpfung, Frustration und Verwirrung,
- gehen oft einher mit dem Empfinden, einen Kloß im Hals zu haben, mit einer Anspannung im Brustkorb und im ganzen Körper oder anderen Blockaden.
- Ihr Ausdruck ist oft verworren und es ist schwierig, das Gefühl klar zu benennen.

Auch an dieser Stelle möchte ich Ihnen wieder vorschlagen, diese Informationen einfach auf sich wirken zu lassen und zu schauen, ob sie für Sie einen Sinn ergeben, ohne sich damit das Leben schwer zu machen. Wenn diese Gefühle auf Sie zutreffen (und sie treffen auf die meisten von uns zu), stellen Sie sich einfach die oben erwähnte Frage und vermerken die Antworten als potenziellen Hinweis auf ein Trauma und als eine Ihrer Überlebensstrategien.

Scham und Schuldgefühle

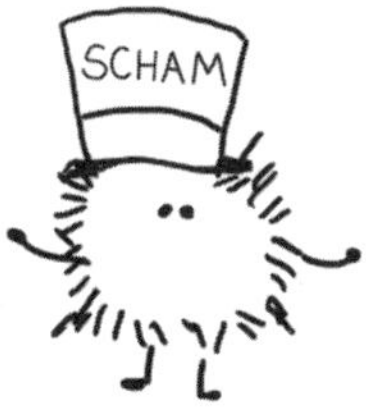

Scham und Schuldgefühle haben in ihrer gesunden Form eine mäßigende und schützende Funktion. Wenn Sie etwas getan haben, das Ihrem eigenen gesunden ethischen Empfinden widerspricht, schämen Sie sich und haben – sollte Ihr Verhalten andere verletzt haben – auch Schuldgefühle.

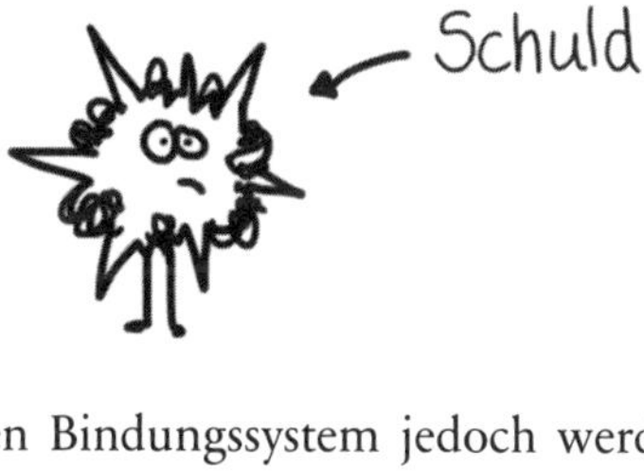

Im traumatisierten Bindungssystem jedoch werden Scham und Schuld oft als Angriffswaffen und zur Ausübung von Kontrolle eingesetzt. Falls Ihre augenblicklichen Erfahrungen und Gefühle von unerklärlichen Scham- und Schuldgefühlen geprägt sind, könnte das eine Folge davon sein. Meistens treten beide Gefühle zusammen auf, denn wenn sie als

Waffen benutzt wurden, löst der Täter beim Kind Scham und Schuldgefühle aus, indem er ihm einredet, es habe ihn durch sein Verhalten verletzt und provoziert.

Wenn Sie also, während Sie versuchen, die eigenen Lebensstrategien zu verstehen, häufig von Gefühlen der Scham und Schuld gepackt werden, die keine rationale augenblickliche Ursache zu haben scheinen, stellen diese Gefühle wahrscheinlich eine Abwehr gegen tiefere Gefühle dar, wie zum Beispiel Angst, Wut, Schmerz und Entsetzen. Vergessen Sie jedoch nicht, dass es sich hier auch um Gefühle handeln kann, mit denen Sie verstrickt sind. Möglicherweise verwechseln Sie die Scham und Schuld, die Sie empfinden, mit der Scham und Schuld Ihrer Mutter, Ihres Vaters oder Ihrer Großeltern.

Sich vertrauen

Ein Trauma beeinträchtigt uns stark in unserer Fähigkeit zu vertrauen. In der traumatischen Beziehungssituation sind wir hilflos und verletzlich dem Willen und der Macht eines anderen Menschen unterworfen. Das wirkt sich auf unser Vertrauen in diese Person aus und kann unser Vertrauen in uns selbst und in das Leben behindern oder sogar zerstören.

Einer der wichtigsten Gründe dafür, sich Ihre Überlebensstrategien bewusst zu machen, hängt mit dem Thema Vertrauen zusammen. Die Spaltung, zu der es im Prozess der Traumatisierung kommt, ist ein Betrug am Selbst: Ein Teil des Selbst wird gezwungen, den anderen aufzugeben. Die Überlebensstrategien des Ichs zwingen das gesunde Selbst, das traumatisierte Selbst aufzugeben. Wie wir bereits gesehen haben, können wir das nicht steuern. Es handelt sich um eine unbewusst ablaufende Reaktion auf eine überwältigende traumatische Erfahrung, die zur Folge hatte, dass wir voller Misstrauen und Verwirrung zurückblieben.

Um sich selbst vertrauen zu können, müssen Sie eine Vorstellung davon haben, auf welches Selbst Sie sich verlassen können, und wenn Sie erkennen, welches Selbst in einem gegebenen Moment aktiv ist, hilft Ihnen das dabei. Einfach ausgedrückt: Sie können Ihren gesunden Bestrebungen vertrauen, und – so beängstigend das anfangs auch zu sein scheint – Sie können auch Ihrem traumatisierten Selbst vertrauen. Das Selbst, das uns größere Schwierigkeiten bereitet, ist unser Überlebens-Ich. Sie können jedoch darauf vertrauen, dass das Überlebens-Ich seine Aufgabe erfüllt! Das Überlebens-Ich brüstet sich unter anderem damit, »die Wahrheit« und als solche vertrauenswürdig zu sein. Das ist einfach seine Art.

Kinder müssen den Menschen, die sie betreuen, vertrauen können und tun das auch. Sie haben keine Wahl; das Überleben eines kleinen Kindes hängt von seinen Eltern ab. Kinder lieben ihre Eltern, selbst wenn ein Elternteil sie ängstigt. Wenn Vater oder Mutter das Vertrauen des Kindes ernsthaft missbrauchen, ist das Kind völlig verloren, haltlos und hilflos, ohne Sicherheit und Schutz. Und doch muss das Kind seinen Eltern weiterhin vertrauen; es hat keine andere Wahl. Das Kind wird verwirrt in Bezug auf Vertrauen: Wer ist wirklich vertrauenswürdig? Auf wen kann es zählen? Und mit der Zeit kann es den eigenen Vorstellungen von Vertrauenswürdigkeit nicht mehr richtig glauben; sein Vertrauen in die eigene Urteilskraft versagt. Wir müssen jedoch anderen Menschen bis zu einem gewissen Grade vertrauen, um das Leben zu bewältigen. Ein Erwachsener, der nicht imstande ist, die Vertrauenswürdigkeit anderer zu beurteilen, bringt in unsicheren Situationen möglicherweise wiederholt Menschen Vertrauen entgegen, auf die er besser nicht bauen sollte. Vielleicht geht er zweifelhafte Abenteuer ein und wird wiederholt traumatisiert. Schwer traumatisierte Menschen sind für weitere Traumata in ihrem späteren Leben anfälliger als Personen, die kein schweres Trauma erlitten haben.

Anderen vertrauen

Hier ein interessanter Gedanke:

Niemand
ist immer und zu jeder Zeit
100-prozentig
vertrauenswürdig.

Die meisten von uns gehen manchmal in den Verhaltensmodus ihres Überlebens-Ichs, und in diesem Zustand nehmen unsere Vertrauenswürdigkeit und Zuverlässigkeit erheblich ab.

Und ein weiterer Gedanke:

Vertrauen ist niemals
etwas Feststehendes.
Es verändert sich
je nach den Umständen.

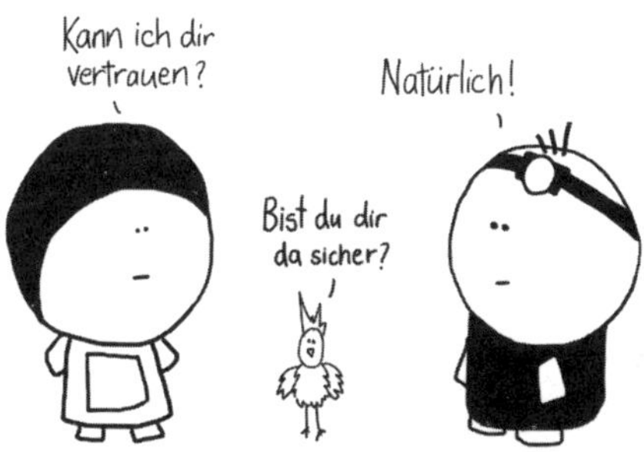

Wenn wir in unsere Überlegungen über unsere Beziehungen zu anderen Menschen das frühe Trauma der Liebe und die Verstrickung mit dem Trauma unserer Mutter und unseres Vaters einbeziehen, können wir daraus schließen, dass die meisten Menschen (vielleicht alle) wahrscheinlich zu irgendeiner Zeit ihres Lebens eine Art von Trauma erlitten haben. Das bedeutet, manchmal verhalten andere sich möglicherweise nicht so, wie wir es von ihnen erwarten oder uns wünschen.

Hier kann es hilfreich sein zu wissen, dass andere Menschen, die Sie mit ihrem Verhalten frustrieren, die Sie auf Abstand halten oder scheinbar sinnlose Dinge tun, möglicherweise aus ihrem Überlebens-Ich heraus agieren. Das heißt, irgendetwas hat ihr Trauma getriggert, vielleicht sogar etwas, was Sie gesagt oder getan haben, und ihr Überlebens-Ich ist angesprungen und aktiv geworden.

Das kann für Ihre Mutter und Ihren Vater und andere Verwandte, Partner und Freundinnen, Arbeitskollegen und alle Menschen gelten, denen Sie im Laufe Ihres Tages begegnen. Wenn Ihre Mutter oder Ihr Vater aus ihrem Überlebens-Ich heraus agieren, ist das nicht ihr gesundes Selbst. In dem Maße, wie Sie Ihr eigenes Überlebens-Ich und seine Strategien besser kennenlernen, werden Sie auch das Verhalten anderer Menschen besser verstehen. Das hilft Ihnen, sich auf andere konstruktiver zu beziehen oder zu entscheiden, wann es an der Zeit ist, eine destruktive Beziehung zu beenden. Denken Sie jedoch daran:

Wenn eine andere Person aus ihrem Überlebens-Ich heraus agiert, dann hat etwas deren Trauma getriggert, vielleicht etwas, was Sie getan oder gesagt haben. Die andere Person kann das nicht kontrollieren, es ist ihre natürliche Reaktion darauf, dass schwierige und beängstigende Gefühle an die Oberfläche kommen.

Wer spricht zu wem?

Das folgende Diagramm zeigt die verschiedenen Arten von Beziehungen, die zwischen zwei Menschen bestehen können:

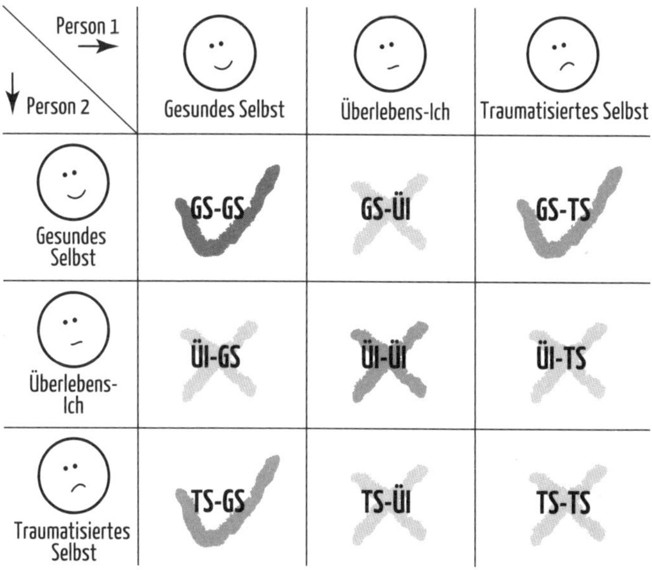

Abb. 10: Wer bezieht sich auf wen?
(Dieses Diagramm stammt von Franz Ruppert.)

Die konstruktivste Konstellation ist die, bei der zwei Menschen aus ihrem gesunden Selbst heraus agieren (GS-GS): Beide sind imstande, einander klar zu sehen, in der Gegenwart präsent zu bleiben, und ihre Emotionen sind der jeweiligen Situation angemessen.

Nicht ganz so leicht, jedoch ebenfalls potenziell konstruktiv sind Beziehungen, in denen eine Person aus ihrem traumatisierten Selbst heraus agiert und die andere Person aus ihrem gesunden Selbst: Zumindest die zweite Person kann das Gegenüber klar sehen und auf seine Verletztheit eingehen (GS-TS und TS-GS).

In der Beziehung ÜI-TS agiert eine Person aus ihrem traumatisierten Selbst heraus und die andere aus dem Überlebensmodus: Die Person im Überlebensmodus kann das traumatisierte Selbst nicht verstehen, da auch das eigene Trauma mehr oder weniger präsent ist (sonst würde sie nicht aus dem Überlebensmodus heraus agieren). Die Kommunikation zwischen beiden funktioniert wahrscheinlich nicht und hilft der Person, die gerade mit ihren traumatischen Gefühlen zu kämpfen hat, nicht weiter.

Die schwierigste Konstellation mit den meisten Verstrickungen, bei der ein positives Ergebnis praktisch ausgeschlossen ist, ist die zwischen zwei Menschen, die beide aus ihrem Überlebens-Ich heraus agieren (ÜI-ÜI). Keiner der beiden besitzt die Klarheit, den anderen wirklich zu sehen oder zu hören, da beide davon in Anspruch genommen sind, das eigene Trauma aus dem Bewusstsein zu verbannen. Die Kommunikation zwischen beiden verläuft wahrscheinlich frustrierend und dreht sich endlos im Kreis, ohne dass Lösungen gefunden werden. In solchen Konstellationen sind zwei Menschen tief miteinander verstrickt, und keiner von ihnen kann eine Lösung finden. Beide werden in dem Maße, in dem ihr individuelles Trauma in irgendeiner Form neu durchgespielt wird, zu Täter und Opfer. Sinnvoll wäre in so einer Konstellation, dass erst mal jeder für sich einen sicheren Raum findet, in dem er sich aufbauen und einen besseren Zugang zu seinem gesunden Selbst finden kann. Erst dann ist eine konstruktive Verbindung zwischen ihnen wirklich möglich.

Leider erleben viele Paare das Gegenteil: Sie geraten ständig auf entmutigende Weise aneinander. Hier einige Merkmale dieser Art von Beziehungen:

› besitzergreifendes und klammerndes Verhalten
› jeder drängt den anderen, sich zu verändern
› hohe gegenseitige Erwartungen
› gegenseitige Idealisierung und/oder Abwertung
› Unfähigkeit, den anderen zu verstehen und sich verständlich zu machen
› Dominanz und Unterwürfigkeit
› Mangel an gemeinsamen Interessen und Zielen
› Illusionen über die Liebe: »Liebe überwindet alles«, »Alle Eltern lieben ihre Kinder«, »Wenn ich diesen Menschen nur richtig liebe, wird er auch mich lieben«, »Ich kann mir Liebe mit Geld erkaufen«.
› Illusionen von Verzeihung und Versöhnung

Letzteres ist oft der Weg, auf dem Menschen glauben, ihre Beziehungsschwierigkeiten lösen zu können. Doch weil sie das unterschwellige Trauma verleugnen und herunterspielen, sind »Verzeihen« und »Versöhnen« nur vorübergehend und nicht real und daher mehr ein Überleben als eine wirkliche Lösung.

Denken Sie daran, so schnell wie Ihr Trauma getriggert werden und Sie in den Überlebensmodus versetzen kann – so schnell passiert das auch anderen Menschen. Wir alle sind dafür anfällig. Wenn wir das gegenseitig erkennen, können wir uns besser begegnen. Wir verstehen uns und das Gegenüber besser, können vermeiden, dass wir uns miteinander verstricken und unproduktiv kommunizieren, und empfinden stattdessen mehr Mitgefühl füreinander. Bei zwei Menschen, die aus ihrem Überlebens-Ich heraus kommunizieren, ist das Trauma und damit ihre Angst und Verletzlichkeit immer dicht unter der Oberfläche.

Gesunde Beziehungen verstehen

Gesunde Beziehungen beruhen auf den gesunden Aspekten beider Beteiligter (GS-GS), und der beste Weg dorthin ist die Auflösung Ihres persönlichen Traumas, des Traumas der Liebe und jedes anderen Traumas, das Sie erlitten haben mögen. Gesunde Beziehungen werden nicht mehr beeinflusst von Überlebensstrategien und Illusionen von Liebe – was jedoch verlangt, dass wir uns unserem Trauma stellen und es unter angemessener therapeutischer Begleitung verarbeiten.

Hier die Eigenschaften von gesunden Beziehungen:

› Die Partner sind gleichberechtigt.
› Unterschiede sind erwünscht.
› Die beiden Partner haben gemeinsame Interessen, Ziele und Werte.
› Die Beteiligten sind offen für die kontinuierliche Weiterentwicklung der/des anderen.
› Die Erwartungen aneinander sind realistisch.
› Beide erkennen ihr eigenes Trauma und sind bereit, sich damit auseinanderzusetzen.
› Die Realität wird höher geschätzt als Illusionen.
› Sollte eine Trennung erforderlich sein, erfolgt sie in gegenseitigem Einverständnis und mit Behutsamkeit und Respekt für den anderen.

Was jetzt?

Wir haben uns in diesem Buch bislang auf die Prozesse konzentriert, die zur Integration eines Traumas beitragen:

- Wir haben uns genauer angeschaut, was ein Trauma ist und wie es wirkt, wie Gespaltensein aussieht und wie das Überlebens-Ich entsteht, das zum Wächter der Grenzen der inneren Spaltungen wird.
- Wir haben die frühen Traumata erforscht, das Trauma der Liebe und die damit verbundenen symbiotischen Verstrickungen verstanden.
- Wir haben uns angeschaut, auf welchen Wegen Sie sich Ihre Überlebensstrategien bewusst machen, die verschiedenen Anteile Ihres Selbst kennenlernen und dadurch Ihr gesundes Selbst stärken können.

Diese Schritte können wir gar nicht genug wertschätzen. Doch ein stabiles gesundes Ich zu entwickeln heißt letzten Endes, die abgespaltenen Anteile des Selbst zu integrieren.

Wie ich bereits sagte, glaube ich, dass Sie das nicht allein vermögen. Ich werde also im Folgenden die Form von Therapie erläutern, von der ich weiß, dass sie wirkt.

Therapie

An diesem Punkt überlegen Sie vielleicht, sich einen Therapeuten zu suchen, um den nächsten Schritt tun zu können: die abgespaltenen Persönlichkeitsanteile zu integrieren. Wir tun bereits viel für uns, wenn wir die hier beteiligten Dynamiken besser verstehen lernen, uns einige unserer Verhaltensweisen und Einstellungen erklären können und uns unsere Überlebensstrategien bewusst machen. Auf diesem Weg wächst unser Gefühl von Kontrolle und Selbstbestimmung, doch das bewirkt noch keine Integration. Die Macht unseres Überlebens-Ichs, diese Arbeit an uns selbst kontinuierlich zu stören, führt zu inneren Konflikten.

Einen Therapeuten finden

Einen Therapeuten zu finden, der mit der vorgestellten Sichtweise vertraut ist, ist wichtig, aber zum gegenwärtigen Zeitpunkt nicht leicht, da der hier empfohlene therapeutische Ansatz relativ neu ist. Das wird sich jedoch im Laufe der nächsten Jahre, in denen diese Arbeit mehr und mehr bekannt wird, ändern. Das heißt, es wird eine wachsende Anzahl von Therapeutinnen und Therapeuten geben, die mit diesem Wissen um Traumata vertraut sind.

Auf der Homepage von Franz Ruppert finden Sie eine Empfehlungsliste mit Therapeuten, die bei ihm die Weiterbildung absolviert haben.

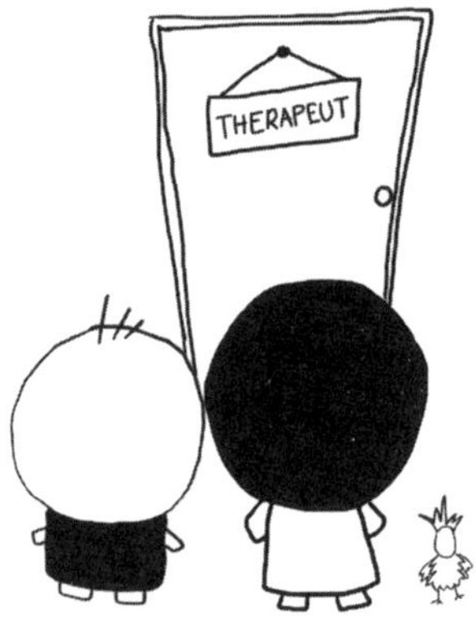

Die Therapie

Ich werde hier von der Therapie sprechen, die ich selbst praktiziere. Andere Therapeutinnen haben vielleicht einen anderen Ansatz, doch solange sie vertraut sind mit den hier vorgestellten Erfahrungen und die Methode »Aufstellen des Anliegensatzes« anwenden, bin ich sicher, dass sie Ihnen helfen können.

Als Erstes möchte ich sagen, dass ich meine Klienten nicht regelmäßig einmal in der Woche sehe. Ich biete ihnen Einzelsitzungen und Gruppen an, und sie suchen mich auf, wenn sie es für richtig halten. Wir alle haben unsere eigene Geschwindigkeit und unseren eigenen Rhythmus, und aus diesem Grund ist es wichtig, dass Sie selbst entscheiden, wann und wie häufig Sie zur Therapie kommen möchten. Das lässt Ihnen zwischen den Sitzungen Zeit und Raum, um die hochkommenden Erinnerungen und Gefühle zu integrieren, sodass sie sich in Ihnen setzen können, und das hilft Ihnen, Ihre Therapie und Ihre Heilungsreise selbst in die Hand zu nehmen.

Die Aufstellung

Ich benutze die Aufstellungsmethode, die auf Franz Rupperts Arbeit mit Traumata und innerpsychischen Spaltungen zurückgeht.

Der Prozess der Aufstellung ist ziemlich einfach. Zunächst einmal besprechen Sie mit Ihrem Therapeuten, welches augenblickliche Thema Sie erforschen und was Sie mit dieser Aufstellung erreichen wollen. Das heißt, Sie machen sich Ihr Anliegen an die Aufstellung klar. Schließlich fassen Sie dieses in einem Satz zusammen. Der könnte zum Beispiel lauten: »Ich möchte mich zuversichtlicher fühlen« oder »Mein Anliegen ist zu begreifen, warum ich mit meiner Schwester nicht klarkomme«. Was Sie erforschen wollen und wie Sie das formulieren, liegt ganz bei Ihnen. Der Therapeut hört Ihnen zu, während Sie klären, was Ihr Thema ist, und stellt Ihnen vielleicht Fragen nach Ihrer Vorgeschichte und Ihrem Hintergrund. Diese Ausgangsäußerung ist Ihr »Anliegensatz« für die Arbeit, die Sie tun wollen.

Ist Ihnen dieser Satz und damit Ihr »Anliegen« erst einmal klar, bittet der Therapeut Sie, diesen Satz aufzuschreiben, auf ein Blatt Papier oder in einer Gruppe auf ein Flipchart. Danach werden Sie aufgefordert, ein Wort aus diesem Satz zu wählen und dann ein Gruppenmitglied auszusuchen, das mit diesem Wort in Resonanz geht. Wenn Sie dieses Wort und die Person, die es repräsentiert, gewählt haben, beginnt die Aufstellung mit Ihnen beiden. (In den Einzelsitzungen helfen Ihnen Gegenstände, die Sie als Bodenanker benutzen, und die Therapeutin, um die Aufstellung zu gestalten.)

Im weiteren Verlauf der Aufstellung nehmen Sie weitere Worte von Ihrem »Anliegensatz« hinzu, manchmal so viele, dass alle Worte repräsentiert sind. Die für die Worte gewählten Personen können erstaunlicherweise ziemlich differenzierte und nützliche Hinweise geben, die der Klientin und dem Therapeuten helfen zu klären, um welche grundlegenden Themen es hier geht.

Der von Ihnen gewählte Satz hat für Sie bewusst wie unbewusst eine besondere Bedeutung, und im weiteren Verlauf der Aufstellung werden Ihnen zunehmend Einsichten in diese Bedeutung Ihres Anliegens bewusst. Die Personen in der Aufstellung machen keine Rollenspiele. Sie bekommen keinerlei Verhaltensvorgaben, sondern sind frei zu erforschen, wie sie ihre Rolle in der Aufstellung erleben. Niemand versteht genau, wie das eigentlich funktioniert, aber es funktioniert.

Was passiert?

In den anfänglichen Stadien hilft Ihnen die Therapie, sich die reale Situation und die Existenz des Traumas und seiner Auswirkungen auf Sie klarzumachen. Sie erforschen auch die möglichen Auswirkungen von bereits zuvor im Familiensystem passierten Traumata auf Sie, speziell der Traumata Ihrer Mutter. Der Zweck der Aufstellung besteht darin, die Wahrheit über das Ihnen Widerfahrene herauszufinden, sodass die Realität zutage treten kann, die den Geschichten, die man Ihnen in Ihrer Familie erzählt haben mag, oft in vielerlei Hinsicht widerspricht. Wenn Sie verstehen, welche ganz realen Auswirkungen Traumata auf die Menschen hatten, die Sie zu Beginn Ihres Lebens betreut haben, wird Ihnen Ihre Situation klarer.

Generell geht es bei diesem therapeutischen Prozess um Folgendes:

› die Verwirrung des traumatisierten Systems (der Familie) zu sehen. Diese zeigt sich in der Aufstellung oft sehr deutlich;
› zu verstehen, welche Auswirkungen diese Verwirrung auf die Fähigkeit Ihrer Eltern hatte, sich um Sie zu kümmern, und welche Folgen das wiederum für Sie hatte;
› sich Ihr eigenes Trauma einzugestehen;
› Realität und Illusionen auseinanderzuhalten;
› die eigenen Gefühle von den Gefühlen anderer zu unterscheiden;
› die Gefühle loszulassen, die zu anderen Menschen gehören, und so die entsprechenden Verstrickungen zu lösen;

› sich aus symbiotisch verstrickten Beziehungen zu lösen;
› die eigenen gesunden Bedürfnisse herauszufinden;
› lernen, die eigenen Grenzen zu wahren;
› lernen, mit Ihren abgespaltenen Anteilen in Kontakt zu kommen, indem Sie in der Aufstellung den verschiedenen Anteilen Ihres Ichs begegnen;
› sich in einem strukturierten und sicheren Umfeld als traumatisiert zu erleben;
› sich von den Folgen des Traumas zu befreien, indem Sie die abgespaltenen Anteile Ihres Selbst integrieren;
› zu lernen, gesunde, konstruktive Beziehungen zu leben.

Die Aufstellungen haben einige Vorteile: Da das primäre Ziel der Therapie die Entwicklung eines gesunden, autonomen Selbst ist, ist es wichtig, dass *Sie* die Regie übernehmen. Deswegen sind Sie frei, sich in der Aufstellung so zu bewegen, wie es sich für Sie richtig anfühlt. Sie können die Aufstellung unterbrechen oder beenden, wenn es Ihnen genug ist. Die Aufstellung gestaltet sich so, wie Sie es zu diesem Zeitpunkt zulassen können. Der Anliegensatz gehört Ihnen, und seine Worte enthalten auch die Grenzen dessen, was Ihnen im Augenblick möglich ist. Die Therapeutin unterstützt Sie, indem sie darauf hinweist, was in der Aufstellung für Sie Sinn machen könnte. Sollte es notwendig werden, bietet sie Ihnen mögliche Hypothesen an, bleibt sich dabei aber immer bewusst, dass es bei diesem Prozess nur eine Autorität gibt: nämlich Sie!

Die Aufstellungen sind zudem ein Weg, in einem hoch strukturierten und sicheren Umfeld mit Ihrem Traumaerleben in Kontakt zu kommen. Durch die Stellvertreter verteilen sich die Traumagefühle in der Aufstellung, sodass Sie erleben können, was Ihnen zu diesem Zeitpunkt möglich ist, ohne davon überwältigt zu werden. Dazu gehört manchmal auch die emotionale Wucht des Traumas. Indem Sie auf diesem Weg mit dem Traumaereignis in Kontakt kommen, können Sie es integrieren und umwandeln, sodass es nicht länger abgespalten und eine Quelle der Angst bleiben muss.

Die traumatischen Gefühle sind starke Gefühle, daran kann kein Zweifel bestehen. Meine eigenen Erfahrungen mit diesem Prozess und meine Arbeit mit Klientinnen haben mir jedoch gezeigt, dass diese Gefühle selten geballt hochkommen, sondern in einem zu bewältigenden Maße. Meistens sind sie weniger beängstigend, als wir erwarten, dauern nur wenige Augenblicke an und verschaffen uns, wenn sie erst einmal zum Ausdruck gekommen sind, große Klarheit, Erleichterung und ein tiefes Wohlgefühl.

Die Integration findet in vielen kleinen Schritten statt, die jeder für sich zu wachsender Klarheit, Verständnis und Einsicht führen. Manchmal sind das ganz subtile Momente, wo wir das ins Selbst zurücknehmen, was wir abgespalten und wovon wir uns entfremdet haben. Dieser Prozess geht oft einher mit Gefühlen von großer Selbstliebe, Freude, Erleichterung und Wohlbefinden.

Sich selbst lieben

Der Augenblick der Integration ist ein Augenblick von tiefer, unaussprechlicher Liebe für Sie selbst. In diesem Augenblick ist niemand anderes wichtig, und Sie sind sich selbst so zugewandt wie eine gesunde Mutter ihrem neugeborenen Kind.

Selbstliebe ist nicht selbstsüchtig und keine narzisstische Selbstbezogenheit und Selbstbesessenheit. Letzteres sind Überlebensmodi einer Person, die sich aufgrund ihres Traumas mit einer Mutter, die sie nicht lieben konnte, auch selbst nicht lieben kann. Ein solcher Mensch bleibt auf verquere Art in der Sehnsucht nach Liebe von anderen verhaftet.

Sich selbst lieben heißt sich selbst schätzen. Das ist ein angeborener, natürlicher, heilsamer und gesunder Impuls. Sie können andere Menschen nicht wirklich lieben, wenn Sie sich selbst nicht lieben. Um gute Beziehungen mit anderen Menschen eingehen zu können, müssen Sie eine gute und liebevolle Beziehung zu sich selbst haben. Um andere zu respektieren, müssen Sie zunächst einmal sich selbst respektieren. Um anderen zu vertrauen, müssen Sie zuerst sich selbst vertrauen.

Die Integration ihrer Traumata bewirkt, dass Sie imstande sein werden, sich selbst den ersten Platz in Ihrem Leben einzuräumen. Dann verstehen Sie, dass Sie Ihrer traumatisierten Mutter oder Ihrem traumatisierten Vater nicht helfen und diese Menschen auch nicht heilen konnten und niemals können werden. Sie können nur sich selbst heilen. Trauma und psychische Spaltungen zerstören diese Selbstliebe. Ihre Spaltungen überbrücken heißt, sich selbst neu zu finden, sich zurückzugewinnen und sich schließlich in sich selbst zu verlieben als die Person, die grundlegend und unweigerlich die wichtigste Person in Ihrem Leben ist. Sie entdecken, wer Sie wirklich sind, und finden damit zu Ihrem wahren Selbst.

Von hier aus können Sie so klar sehen und denken, dass Sie wissen, wie Sie in einer gegebenen Situation richtig handeln. Sie wissen, wo Sie anderen helfen können und wo nicht. Sie haben realistische Vorstellungen davon, was in Ihrem Leben möglich ist, und wissen, wie Sie vorankommen.

Sie können Folgendes hoffen: Sie sind verantwortlich, Sie können aus einem gesunden Selbst heraus autonom handeln, und wenn Ihnen Ihre gesunden Anliegen deutlicher werden, wissen Sie auch, wie Sie den nächsten Schritt tun können und das Leben führen, das Ihr eigenes ist.

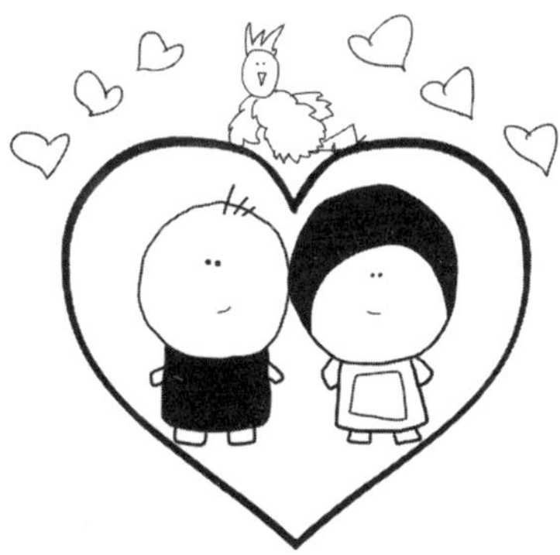

Nachwort

Auch wenn die derzeitige Weltlage nicht gerade zu Optimismus Anlass gibt, weil auf globaler Ebene Trauma-Überlebensstrategien wie gnadenloses Konkurrenzverhalten, maßloses Machtstreben, hemmungslose Aggressionsentladung oder blinde Flucht in den Drogenrausch weit verbreitet sind, so leben wir doch zunehmend in einer Welt voller Möglichkeiten. Wir können auf unfassbar viele Informationen in Sekundenschnelle zugreifen, uns über Kontinente hinweg unterhalten und mit zahllosen Mitmenschen in einen Austausch treten. Wir können und wir wissen immer mehr. Es kommt also darauf an, in welche Richtung jeder Einzelne gehen will: hin zum Destruktiven und zur Selbstzerstörung oder hin zum Konstruktiven und zur Selbstliebe.

Zu diesem ungeheuren Schatz an menschlichem Wissen und Können gehört meines Erachtens auch, dass wir immer besser unsere Psyche begreifen und sie in einen Veränderungsprozess bringen können. Wir verstehen mittlerweile sehr gut, wie unsere menschliche Psyche entsteht, wie sie funktioniert, wie die psychischen Prozesse auf eine sinnvolle Weise gut ablaufen und was sie empfindlich stören kann. Wir müssen heutzutage keine Zuflucht mehr zu mythologischen Vorstellungen nehmen, zu spekulativen Deutungen oder esoterischen Ideen, wenn es um uns Menschen und unserer Innerstes geht.

Es gibt leider noch viele Vorbehalte, diese Erkenntnisse auch anzunehmen. Dies gilt vor allem für das Thema Psychotrauma.

Noch glaubt die Mehrheit der Menschen, ein Psychotrauma sei etwas sehr Seltenes und betreffe nur wenige Menschen. Noch nehmen die meisten Menschen, Laien wie Fachleute, Zuflucht zum Konzept der »psychischen Krankheit«, wenn es um ausgeprägte Formen von Ängsten, Ohnmachtsgefühlen, emotionalem Betäubtsein oder Verwirrung geht. Noch wird mit Floskeln wie »genetisch bedingt«, »Stoffwechselstörung«, »Depression« oder »Psychose« operiert, wo es eigentlich um das offensichtliche Faktum geht, dass Menschen schwere Traumaerfahrungen gemacht haben. Die Diagnose, »traumatisiert« zu sein, wird von den meisten noch mehr gefürchtet, als »psychisch krank« zu sein.

Dabei eröffnet die Diagnose »Psychotrauma« das Tor zu wirklicher Heilung und ebenso zur Vorbeugung. Denn damit werden konkrete Ursachen benannt. Es wird nicht der Mensch als unfähig oder defizitär angesehen, der massive psychische Folgesymptome zeigt, weil er ein Trauma erlitten hat. Es kann jetzt auf die spezifischen Umstände geschaut werden, die Traumatisierungen verursachen. Weil es in den meisten Fällen wir Menschen selbst sind, welche die Traumatisierung hervorrufen, gibt es auch zahlreiche Möglichkeiten, solche Vorkommnisse in Zukunft zu unterbinden und zu unterlassen. Das menschliche Schicksal liegt weitgehend in menschlicher Hand.

In den 20 Jahren meiner therapeutischen Laufbahn habe ich die Tatsache, dass sich hinter nahezu allen Formen psychischer Auffälligkeiten Traumaerfahrungen verbergen, erst allmählich begriffen. Dann aber wurde es mir umso klarer: Es gibt keine »Panik«, hinter der nicht eine Erfahrung von Todesangst steckt, es gibt keine »Depression«, die nicht ursprünglich durch den Verlust von zwischenmenschlicher Bindung und frühkindlicher Einsamkeit und Kontaktlosigkeit verursacht wurde. Es gibt auch keine »Süchte«, hinter denen nicht existenzielle Verlassenheitsängste und das Gefühl, nicht gewollt zu sein, am Wirken sind. Es gibt keine »Magersucht«, die nicht mit sexuellen körperlichen Übergriffen verbunden ist. Es gibt keine Kinder mit einem »ADHS-Syndrom«, deren Eltern nicht selbst traumatisiert sind.

Es geht also darum, die Tatsache des Psychotraumas zu enttabuisieren und der Realität massenhafter Traumatisierungen in allen gesellschaftlichen Bereichen offen ins Auge zu blicken. Wie sollte es auch anders sein,

› angesichts der vielen großen und kleinen Kriege überall auf der Welt,
› angesichts der massiven Gewalt, die sich in vielen Mann-Frau-Beziehungen abspielt,
› angesichts der Lieblosigkeit, mit der so viele Kinder gezeugt werden und von ihren Eltern gar nicht gewollt sind,
› angesichts der Tatsache, dass die Neugeborenen in den vergangenen Jahrzehnten ohne Kontakt sich selbst überlassen wurden, und der heute immer mehr ansteigenden Rate von Kaiserschnittgeburten?

Wenn wir bereit sind, den Realitäten gegenüber offen zu sein, die massenweise Menschen traumatisieren, haben wir eine große Chance:

› Wir können sie beenden.
› Wir können aus den unheilvollen Täter-Opfer-Spiralen aussteigen.
› Wir können uns und anderen helfen, die Wunden zu heilen.
› Wir können anfangen, Verantwortung für unser eigenes Leben zu übernehmen und uns selbst wichtig zu sein.
› Wir brauchen nicht länger nach Ersatzbefriedigungen Ausschau zu halten.
› Wir müssen nicht länger nach Macht und Kontrolle über andere Menschen streben, wenn wir den Zugang zu unseren eigenen Gefühlen wiedergefunden haben.
› Wir müssen nicht andere Menschen missbrauchen, um uns damit selbst abzulenken und unsere innere Leere zu füllen.

Ich habe in den letzten 15 Jahren eine Theorie entwickelt, der ich den Titel »Mehrgenerationale Psychotraumatologie« gegeben habe. Sie umfasst grundlegende Definitionen zu dem, was die menschliche Psyche ausmacht. Sie fußt auf der Bindungstheorie, wie sie ursprünglich von John Bowlby (1907–1991) entwickelt wurde. Sie greift die wichtigen Erkenntnisse der Psychotraumatologie verschiedener Autoren und Ansätze auf (u.a. Peter Levine, Judith Herman, Michaela Huber, Onno van der Hart, Gottfried Fischer) und entwickelt sie weiter. Daraus sind neue Konzepte entstanden wie »das Trauma der Liebe«, die »Traumatisierung der menschlichen Sexualität«, die »Täter-Opfer-Dynamik« und das »frühe Trauma«. Im Moment arbeite ich daran, das Verhältnis von Psyche und Körper in seinem Zusammenwirken noch besser zu verstehen unter der Leitfrage: »Wer bin Ich in meinem Körper?«

Meine Theorien entstehen aus der praktischen therapeutischen Arbeit, in der ich mich seit 20 Jahren auf die Aufstellungsmethode stütze. Ich halte diese Methode, Menschen als Spiegelbild für die Psyche anderer Menschen zu nutzen, für genial. Ich habe aufgrund der vielen Aufstellungen, die ich miterleben konnte, so viele und tiefe Einblicke in psychische Vorgänge bekommen und so viele Zusammenhänge erkennen können, dass ich mir sicher bin, dass meine Theorien auf einem sicheren Boden gründen. Auch weil nicht ich alleine daran beteiligt bin, sondern so viele Menschen weltweit mit mir zusammenarbeiten und wir uns in unserem Bemühen um eine wahrhafte Erkenntnis der menschlichen Psyche und zwischenmenschlicher Beziehungen gegenseitig unterstützen und anspornen.

Die Aufstellungsmethode ist in meiner Wahrnehmung auch eine geniale Verbindung zwischen Diagnose und Therapie. Es sind nur wenige Informationen seitens eines Klienten erforderlich und schon öffnet sich in der Aufstellung sein innerer Kosmos. Und es wird atemberaubend schnell klar, was sich hinter seinen Symptomen verbirgt, was er im Moment verändern kann und was noch nicht geht.

Ich habe in den letzten Jahren mit der Aufstellungsmethode viel ausprobiert, sehr viel erkannt, manches auch wieder verworfen, wenn es sich nicht als zielführend für die Weiterentwicklung von Klienten herausgestellt hat. Derzeit arbeite ich mit einem Verfahren, das ich das »Aufstellen des Anliegensatzes« nenne. D.h., der Klient formuliert vor seiner Aufstellung seinen Anliegensatz, schreibt ihn auf, und es werden dann nur die einzelnen Worte dieses Satzes durch Stellvertreter repräsentiert. Wie die Praxis zeigt, funktioniert das hervorragend. Schnell werden die inneren Strukturen des Klienten klar, seine Traumata werden sichtbar, die möglichen Veränderungsschritte nehmen Gestalt an.

Das »Aufstellen des Anliegensatzes« hat die zentrale Bedeutung insbesondere zweier psychischer Funktionen beim Zustandekommen von Traumatisierungen zum Vorschein gebracht: die Ich-Funktion und die Willensfunktion. Man kann Trauma daher auch so definieren: Ein Traumaerlebnis bringt das gesunde Ich des Betroffenen zum Verschwinden und seinen Willen zum Erlahmen. Es führt zur Unterordnung unter ein »Wir«, das einem mehr schadet als nutzt, oder zur blinden Rebellion dagegen. Es führt zu endlosen symbiotischen Verstrickungen zwischen Menschen, die alle traumatisiert sind und den Weg heraus nicht mehr alleine finden können.

Daher gilt auch für die Traumaverarbeitung: Solange es kein gesundes und hinreichend stabiles Ich bei einem Klienten gibt, können die abgespaltenen Traumainhalte nicht integriert werden. Wenn die Willensfunktion noch nicht weit genug entwickelt ist, noch zu verschwommen ist oder noch zu sehr vom Willen eines Täters dominiert wird, kann die Traumaheilung noch nicht gelingen. Oft müssen erst die zahlreichen Überlebensstrategien des Hilfs-Ichs, das sich ersatzweise für das gesunde Ich nach dem Traumaerleben herausgebildet hat, zum Vorschein kommen und entkräftet werden, damit die Entwicklung des gesunden Ichs vorankommt.

Es ist seit vielen Jahren ein wichtiges Ziel meiner Arbeit, das Wissen, das ich mir erworben habe, weiterzuverbreiten. Dazu biete ich Weiterbildungen an und dazu reise ich in viele Länder dieser Erde, wenn es vor Ort Menschen gibt, die meinen Ansatz kennenlernen und in ihre eigene Arbeit integrieren möchten.

Dabei lege ich besonderen Wert darauf, dass meine Theorien allgemein verständlich sind. Ich schreibe meine Bücher in erster Linie für mich selbst, damit ich Ordnung in meine eigenen Gedanken bringen kann. Da ich natürlich auch selbst von Traumatisierungen betroffen bin – wie könnte es anders sein bei jemandem, der kurz nach dem Zweiten Weltkrieg in Deutschland geboren wurde – und weil ich weiß, dass die allermeisten meiner Fachkollegen ebenfalls Traumatisierungen erleben mussten, finde ich es enorm wichtig, keine künstlichen Hierarchien und Sprachbarrieren zwischen Betroffenen und Traumatherapeuten aufzubauen. Wir brauchen uns gegenseitig und wir brauchen eine gemeinsame Sprache!

Seit mehr als zehn Jahren ist daraus eine äußerst fruchtbare Kooperation unter anderem zwischen Vivian Broughton und mir entstanden. Ich fahre regelmäßig nach England und halte dort Seminare und Vorträge. All meine Bücher werden unter der Federführung von Vivian Broughton ins Englische übersetzt. Sie organisiert eine nationale und internationale Weiterbildung zu meiner Theorie und Methode. Sie hat auch begonnen, selbst Bücher zu diesen Themen zu schreiben. Eines davon liegt nun auf Deutsch vor. Es ist geschrieben, um in einfachen Worten die Leser dazu einzuladen, sich mit dem Thema Trauma näher zu befassen. Es will dem Begriff Trauma den Schrecken nehmen, den er für viele Menschen noch immer hat. Es will Mut machen, sich den eigenen Traumata zu stellen, weil wir mittlerweile gute Methoden dafür haben, dies auch mit Erfolg zu tun, und weil es immer mehr Therapeuten gibt, die einem dabei hilfreich zur Seite stehen können.

Für die Unterstützung bei der Übersetzung der englischen Ausgabe ins Deutsche möchte ich mich bei Stephan Niederwieser und den Mitarbeitern des Kösel-Verlags herzlich bedanken.

München, im Juni 2015
Franz Ruppert

Die Autorin

Ich arbeite seit 1989 als Psychotherapeutin in einer Privatpraxis. Mitte der 1990er-Jahre kam ich in Kontakt mit den Familienaufstellungen von Bert Hellinger und organisierte von 2000 bis 2011 Fortbildungen für diese Arbeit.

Franz Ruppert lernte ich 2004 kennen und habe ihn seitdem regelmäßig nach England eingeladen, um hier Seminare zu geben und Vorträge zu halten. Seit 2010 orientiert sich meine Arbeit vollständig an der von Franz Ruppert entwickelten Theorie und Methode.

Als ich anfing, nach Rupperts Ideen und seiner Praxis zu arbeiten, änderte sich meine Herangehensweise an die Psychotherapie grundlegend. Mir wurde klar, dass all unseren psychischen Schwierigkeiten ungelöste Traumata und vor allem Bindungstraumata und die Verstrickung mit noch weiter zurückliegenden Traumata unserer Eltern und Großeltern zugrunde liegen. Für mich ist die Methode der Aufstellung des Anliegensatzes ein kluger, intelligenter und integrer Prozess, der uns für diese wichtige Arbeit einen sicheren Rahmen bietet.

Die Ethik der Arbeit mit Traumata – die Haltung des Therapeuten oder der Therapeutin, die Aufmerksamkeit für Details und die Notwendigkeit, die Autorität für diese Arbeit eindeutig dem Klienten zu überlassen – vermittelt dem Therapeuten / der Therapeutin eine Klarheit und Disziplin, die ich schätze und genieße.

www.vivianbroughton.com
info@vivianbroughton.com

Die Illustratorin

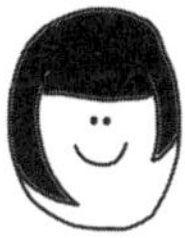

Karen McMillan entwirft als Grafikerin Postkarten und illustriert Projekte. Weitere Kostproben ihrer Arbeit finden Sie unter www.paperbagmarket.com.

Sie arbeitet auch als Karriereberaterin, und Sie finden weitere Zeichnungen von ihr in ihrem Blog, den sie regelmäßig damit illustriert: www.aworkinprogress.co.uk.

Karen hat es große Freude gemacht, mit Vivian am vorliegenden Buch zusammenzuarbeiten, und sie hofft, dass es seinen Leserinnen und Lesern Verständnis vermittelt und Heilung bringt.

Buchempfehlungen

Vivian Broughton: *The Heart of Things. Understanding Trauma – Working with Constellations*. Steyning: Green Balloon Publishing 2013.

Franz Ruppert: *Trauma, Bindung und Familienstellen. Seelische Verletzungen verstehen und heilen*. Stuttgart: Klett-Cotta 2005.

Ders.: *Seelische Spaltung und innere Heilung. Traumatische Erfahrungen integrieren*. Stuttgart: Klett-Cotta 2007.

Ders.: *Symbiose und Autonomie. Symbiosetrauma und Liebe jenseits von Verstrickungen*. Stuttgart: Klett-Cotta 2010.

Ders.: *Trauma, Angst und Liebe. Unterwegs zu gesunder Eigenständigkeit. Wie Aufstellungen dabei helfen*. München: Kösel 2012.

Ders.: *Frühes Trauma. Schwangerschaft, Geburt und erste Lebensjahre*. Stuttgart: Klett-Cotta 2014.

Die innere Dynamik seelischer Spaltung

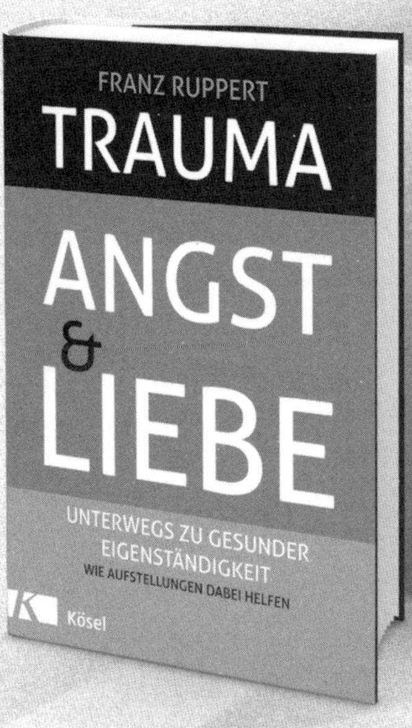

Franz Ruppert hat mit der mehrgenerationalen Psychotraumatologie eine eigenständige Theorie entwickelt. Seine Aufstellungsmethode ist ein eigenes Verfahren, traumabedingte Spaltungen sichtbar zu machen. Ein fundiertes Buch, das zeigt, wie gesunde psychische Strukturen aufgebaut werden können.

Kösel

www.koesel.de

Selbstheilung durch Körperarbeit

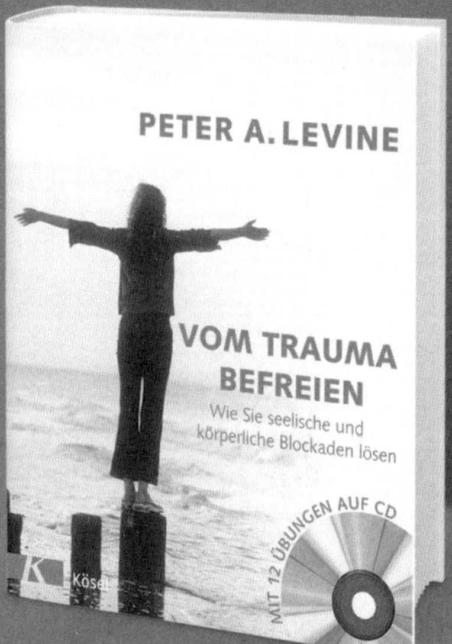

Peter A. Levines revolutionäre Erkenntnis: Traumasymptome lassen sich weit besser über den Körper heilen als über die Seele. Sein Bestseller ermöglicht es, seine bahnbrechende Methode in Selbstanwendung zu nutzen.

Kösel

www.koesel.de